Primary Aldosteronism

原発性アルドステロン症
診療ガイドライン 2021

監修▶ 一般社団法人　日本内分泌学会

編集▶ 一般社団法人　日本内分泌学会
「原発性アルドステロン症診療ガイドライン策定と診療水準向上」委員会

診断と治療社

原発性アルドステロン症
診療ガイドライン 2021

監　修　　一般社団法人　日本内分泌学会

編　集　　一般社団法人　日本内分泌学会
「原発性アルドステロン症診療ガイドライン策定と診療水準向上」委員会(委員長：成瀬光栄)

連携学会　　特定非営利活動法人　日本高血圧学会

一般社団法人　日本腎臓学会

一般社団法人　日本内分泌外科学会

一般社団法人　日本妊娠高血圧学会

連携研究班　　厚生労働省科学研究費補助金　難治性疾患等政策研究事業副腎ホルモン産生異常症に関する調査研究班(研究代表者：長谷川奉延)

国際医療研究開発費「難治性副腎腫瘍の疾患レジストリと診療実態に関する検討」研究班(主任研究者：田辺晶代)

日本医療研究開発機構（難治性疾患実用化研究事業）「重症型原発性アルドステロン症の診療の質向上に資するエビデンス構築（JPAS）」研究班および「難治性副腎疾患の診療に直結するエビデンス創出」研究班（研究開発代表者：成瀬光栄）

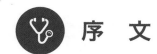

序　文

　原発性アルドステロン症（PA）は①治癒可能な二次性高血圧であること，②高血圧疾患の中でその頻度が従来想定されたより高頻度であること，③治療抵抗性高血圧の原因となること，④標的臓器障害の頻度が高いこと，などが特徴である．それ故，高血圧の日常診療において適切な診断と治療は重要な臨床的意義を有する．米国内分泌学会のガイドラインに続き，各国で診療ガイドラインが策定され，適宜，改訂作業が行われてきた．わが国でも，日本内分泌学会による「原発性アルドステロン症の診断治療のガイドライン」（2009年）に続き，その改訂版「わが国の原発性アルドステロン症の診療に関するコンセンサス・ステートメント」（2016年）が発表されるとともに，日本高血圧学会においても2014年版の高血圧治療ガイドラインの改訂版が2019年に発表されている．これらのガイドラインの策定は，日本医師会や諸学会による啓発活動に加えて，本疾患の一般臨床医への啓発とわが国における高血圧診療水準の向上に大きく貢献してきたと考えられる．各診療プロセスにはエビデンスが不十分な点も少なくないが，過去5年間に全世界で多くの研究がなされ，わが国からも多くのエビデンスが発表された．特に，2015年度から開始された日本医療研究開発機構難治性疾患実用化研究班による多施設共同研究（JPAS・JRAS）により，世界でも類のないPAレジストリが構築され，わが国独自の多数のエビデンスが創出されてきた．このような背景から，この度，わが国の原発性アルドステロン症診療に関するガイドラインを改訂することとなった．

　本診療ガイドラインは，日本内分泌学会臨床重要課題『原発性アルドステロン症診療ガイドライン策定と診療水準向上』委員会（以下，原発性アルドステロン症診療ガイドライン作成委員会）が，可能な限りわが国のエビデンスを活用し，診断，治療における重要なクリニカル・クエスチョンに対するアンサーにつき，関係各位のコンセンサスを形成したものである．本ガイドライン作成過程でCOVID-19流行により様々な困難に直面し，スケジュールが遅延したが，改訂ガイドラインを完成させることができた．委員および関係各位の協力に改めて心より御礼申し上げる．本ガイドラインが，原発性アルドステロン症診療の質の向上と標準的医療の普及に役立ち，わが国の国民健康の増進とわが国の医療環境の向上に貢献できれば幸いである．

令和3年9月

日本内分泌学会臨床重要課題「原発性アルドステロン症診療ガイドライン策定と診療水準向上」
委員会 委員長
成瀬光栄

「原発性アルドステロン症診療ガイドライン策定と診療水準向上」委員会委員名簿

委 員 長

成瀬 光栄 （医仁会武田総合病院　内分泌センター長・臨床研究センター長，国立病院機構京都医療センター　臨床研究センター客員部長，京都大学　糖尿病・内分泌・栄養内科学客員研究員）

副 委 員 長 **（50音順）**

方波見卓行 （聖マリアンナ医科大学　横浜市西部病院　代謝・内分泌内科　部長）

柴田 洋孝 （大分大学医学部　内分泌代謝・膠原病・腎臓内科学講座　教授）

曽根 正勝 （聖マリアンナ医科大学　代謝・内分泌内科　教授）

髙橋 克敏 （公立昭和病院　代謝内科　担当部長）

田辺 晶代 （国立国際医療研究センター病院　糖尿病内分泌代謝科　医長）

委 員 **（50音順）**

伊澤正一郎 （鳥取大学医学部　循環器・内分泌代謝内科学　学部内講師）

一城 貴政 （神奈川県済生会横浜市東部病院　糖尿病・内分泌科　センター長）

大月 道夫 （東京女子医科大学　内分泌内科学　教授）

大村 昌夫 （医療法人社団　相和会　みなとみらいメディカルスクエア）

小川 佳宏 （九州大学大学院医学研究院　病態制御内科学　教授）

沖 隆 （盛翔会　浜松北病院　学術顧問）

栗原 勲 （防衛医科大学校　医学教育学　教授）

小林 洋輝 （日本大学医学部　腎臓高血圧内分泌内科）

坂本 竜一 （九州大学病院　内分泌代謝・糖尿病内科　講師）

佐藤 文俊 （東北大学　腎・高血圧・内分泌科　特任教授）

武田 仁勇 （浅川総合病院　糖尿病内分泌センター長）

田中 知明 （千葉大学　分子病態解析学　教授）

田村 功一 （横浜市立大学医学部　循環器・腎臓・高血圧内科学　主任教授）

立木 美香 （国立病院機構京都医療センター　内分泌・代謝内科　医長）

橋本 重厚 （福島県立医科大学　会津医療センター　糖尿病・内分泌代謝・腎臓内科学　教授）

長谷川奉延 （慶應義塾大学医学部　小児科学教室　教授）

吉本 貴宣 （東京都立広尾病院　糖尿病内分泌科　部長）

米田 隆 （金沢大学大学院医薬保健学総合研究科　未来型健康増進医学　教授）

山本 浩一 （大阪大学大学院医学系研究科　老年・総合内科学　准教授）

楽木 宏実 （大阪大学大学院医学系研究科　老年・総合内科学　教授）

和田 典男 （市立札幌病院　糖尿病・内分泌内科　部長）

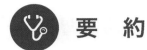

要　約

　原発性アルドステロン症(PA)は治癒可能な二次性高血圧で，治療抵抗性高血圧の原因となること，本態性高血圧よりも脳心血管病，慢性腎臓病が高頻度なことから，適切な診断と治療が必要である．本態性高血圧との鑑別が困難な例も多いため，全高血圧患者でのスクリーニングが望ましいが，費用対効果が未確立なため，PA が疑われる高血圧患者で積極的にスクリーニングを行う．スクリーニングではアルドステロンとレニンの比（ARR）＞ 200（CLEIA 法）かつ血中アルドステロン濃度（PAC［CLEIA 法］）≧ 60 pg/mL で陽性と判定する．アルドステロンの過剰分泌はいずれか 1 種類の機能確認検査の陽性で証明するが，PA の典型的所見を呈する例では省略が可能である．PAC 測定法が RIA 法からより特異性の高い CLEIA 法に変更となり，CLEIA 法では RIA 法より測定値が低値を示すことから，新旧測定法間で判定が乖離する症例が予想される．そのため CLEIA 法による至適カットオフ値が確立するまでは，RIA 法を用いた場合と CLEIA 法を用いた場合のカットオフの間を境界域と設定し，暫定的に陽性とすると共に，患者ニーズと臨床所見を考慮して，個別に検査・治療方針を判断する．副腎腫瘍の検出のため副腎 CT を施行するが，腫瘍がある場合はコルチゾール同時産生の評価のためデキサメタゾン抑制試験を実施する．手術を考慮する場合は片側性 PA の確実な診断のため副腎静脈サンプリング（AVS）が推奨されるが，画一的に施行するのではなく個々の患者毎に慎重に実施適応を検討する．AVS は専門医療施設での標準化されたプロトコルで実施する．AVS のカテーテル挿入の成否判定には ACTH 負荷後 Selectivity Index ≧ 5 を用いる．局在判定には ACTH 負荷後 Lateralized Ratio ＞ 4 が推奨されるが，より厳密な判断には Contralateral Ratio ＜ 1.0 を加える．判定値が境界域や判定基準間で結果が乖離した場合は，総合的に局在判定する．片側性 PA では病側の副腎摘出術，両側性 PA や患者が手術を希望しない，あるいは手術適応が無い場合は，MR 拮抗薬を第一選択とする薬物治療を行う（p.viii 図）．

原発性アルドステロン症診療アルゴリズム

ポイント（関連 CQ）*1

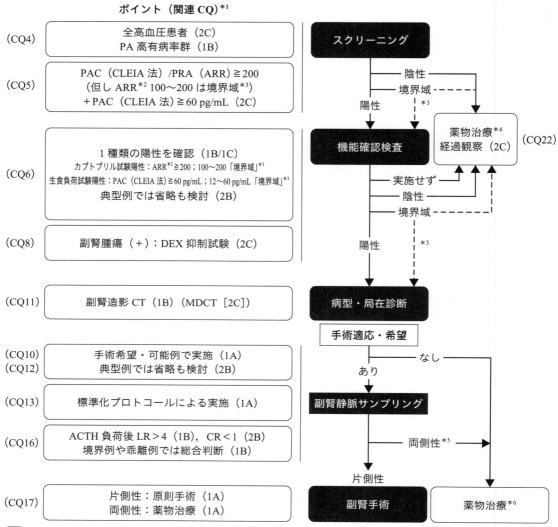

（CQ4）
全高血圧患者（2C）
PA 高有病率群（1B）

（CQ5）
PAC（CLEIA 法）/PRA（ARR）≧ 200
（但し ARR*2 100〜200 は境界域*3）
＋ PAC（CLEIA 法）≧ 60 pg/mL（2C）

（CQ6）
1 種類の陽性を確認（1B/1C）
カプトリル試験陽性：ARR*2 ≧ 200；100〜200「境界域」*3
生食負荷試験陽性：PAC（CLEIA 法）≧ 60 pg/mL；12〜60 pg/mL「境界域」*3
典型例では省略も検討（2B）

（CQ8）
副腎腫瘍（＋）：DEX 抑制試験（2C）

（CQ11）
副腎造影 CT（1B）（MDCT［2C］）

（CQ10）
（CQ12）
手術希望・可能例で実施（1A）
典型例では省略も検討（2B）

（CQ13）
標準化プロトコールによる実施（1A）

（CQ16）
ACTH 負荷後 LR ＞ 4（1B），CR ＜ 1（2B）
境界例や乖離例では総合判断（1B）

（CQ17）
片側性：原則手術（1A）
両側性：薬物治療（1A）

スクリーニング
陰性
境界域
*3
陽性
薬物治療*4
経過観察（2C） （CQ22）
機能確認検査
実施せず
陰性
境界域
陽性 *3
病型・局在診断
手術適応・希望
なし
あり
副腎静脈サンプリング
両側性*5
片側性
副腎手術
薬物治療*6

図　原発性アルドステロン症（PA）の診療アルゴリズム

* 1　（　）内は推奨・エビデンスの強さを示す（p.4 参照）
* 2　PAC（CLEIA 法）を用いて算出した ARR
* 3　境界域（本文参照）の場合も暫定的に陽性とし，患者のニーズ，臨床所見（低カリウム血症や副腎腫瘍の有無など）を考慮して，個別に方針を決定
* 4　PA の典型的所見を呈する例では MR 拮抗薬を使用（1B）
* 5　両側性 PA で薬物治療効果が不十分な場合，手術も考慮（2C）
* 6　MR 拮抗薬を主とする降圧治療（1A）

略語一覧

略	英語名	和文名
ACE	Angiotensin converting enzyme	アンジオテンシン変換酵素
ACTH	Adrenocorticotropic hormone	副腎皮質刺激ホルモン
APA	Aldosterone-producing adenoma	アルドステロン産生腺腫
ARB	Angiotensin type 1 receptor blocker	アンジオテンシン受容体拮抗薬
ARC	Active renin concentration	活性型レニン濃度
ARR	Aldosterone to renin ratio	アルドステロン・レニン比
AUC	Area under the curve	血中濃度-時間曲線下面積
AVS	Adrenal venous sampling	副腎静脈サンプリング
BMI	Body mass index	体格指数
Ccr	Creatinine clearance	クレアチニンクリアランス
CIN	Contrast induced nephropathy	造影剤腎症
CKD	Chronic kidney disease	慢性腎臓病
CLEIA	Chemiluminescent enzyme immunoassay	化学発光酵素免疫測定法
CQ	Clinical question	クリニカル・クエスチョン
Cr	Creatinine	クレアチニン
CYP	Cytochrome	チトクローム
CT	Computed tomography	コンピュータ断層撮影法
DDD	Defined daily doses	規定一日用量
DEX	Dexamethasone	デキサメタゾン
EH	Essential hypertension	本態性高血圧
eGFR	Estimated glomerular filtration rate	推算糸球体ろ過量
EPL	Eplerenone	エプレレノン
ESA	Esaxerenone	エサキセレノン
FH	Familial hyperaldosteronism	家族性高アルドステロン症
HU	Hounsfield unit	ハンスフィールドユニット
IHA	Idiopathic hyperaldosteronism	特発性アルドステロン症
JPAS	Japan PA Study	-
LC-MS/MS	Liquid Chromatography/Mass Spectrometry/Mass Spectrometry	液体クロマトグラフィー・タンデム質量分析法
LVMI	Left ventricular mass index	左室重量係数
NPV	Negative predictive value	陰性的中率
MDCT	Multi-detector row CT	マルチスライス CT
MR	Mineralcorticoid receptor	ミネラルコルチコイド受容体
MRI	Magnetic resonance imaging	磁気共鳴画像
PA	Primary aldosteronism	原発性アルドステロン症
PAC	Plasma aldosterone concentration	血漿アルドステロン濃度
PPV	Positive predictive value	陽性的中率
PRA	Plasma renin activity	血漿レニン活性

略	英語名	和文名	
QOL	Quality of life	生活の質	
RCT	Randomized controlled trial	ランダム化比較試験	
RIA	Radioimmunoassay	ラジオイムノアッセイ	
ROC	Receiver operating characteristic	受信者動作特性曲線	
SDCT	Single-detector row CT	シングルスライス CT	
SPECT	Single photon emission computed tomography	単一光子放射断層撮影	

目　次

本ガイドラインについて　　1

クリニカル・クエスチョンおよびポイント一覧　　7

各論　13

本ガイドラインについて

┃ 1 ┃ 目的

　本診療ガイドラインは，PA 診療における主要なクリニカル・クエスチョンに対するクリニカルアンサーをポイントとしてまとめ，エビデンスの強さと推奨の強さを付与することにより，わが国における本疾患の診療水準の向上と標準化を目的とする．

┃ 2 ┃ 改訂の基本コンセプト

　今回の改訂は日本内分泌学会「わが国の原発性アルドステロン症の診療に関するコンセンサス・ステートメント」(2016)を基本とする改訂で，下記の点を考慮して作成した．
1. 日本高血圧学会高血圧診療ガイドライン(2019)との整合性
2. 「わが国の原発性アルドステロン症の診療に関するコンセンサス・ステートメント」(2016)に対する Minds の評価コメントを反映
3. Minds 2017 に準拠してエビデンスの強さと推奨の強さを決定
4. わが国独自のエビデンスの活用，特に，AMED 難治性疾患実用化研究班 JPAS/JRAS 研究によるエビデンスの活用
5. PA および高血圧診療に従事する関連学会との連携
6. 厚労省難治性疾患政策研究事業副腎ホルモン産生異常に関する調査研究班との連携
7. 欧米のエキスパートおよび関連学会・組織との連携(ENDO［米国内分泌学会］，ENS@T)

┃ 3 ┃ 方法

3-1　対象とする読者

　高血圧の診療に従事するすべての医師，さらに特定健診・特定保健指導に従事する保健師，看護師，栄養士，薬剤師である．

3-2　作成委員

　PA の診療に従事する内分泌代謝疾患，高血圧，腎疾患の専門医から委員会を構成した．ポイントとエビデンス記載内容の客観性，中立性を担保するため，関連領域・関連学会（日本高血圧学会，日本腎臓学会，日本循環器学会，日本内分泌外科学会，日本放射線学会）の専門家および市中病院，クリニック医師から構成される査読委員会（委員長　益崎裕章），厚生労働省難治性疾患政策研究事業「副腎ホルモン産生異常に関する調査研究班」（研究代表者　長谷川奉延）に査読を依頼，意見を反映すると共に，日本内分泌学会会員にパブリックコメントを実施した．

3-3　作成方法

原則として Minds 診療ガイドライン作成マニュアル 2017 に準拠し，下記のプロセスで行った．

1. Clinical Question（CQ）の選択と作成

   PICO を活用して提案後，推敲を重ね，委員を対象とした Delphi 法にて合意形成した．
2. 文献検索
3. アブストラクト・フォームの作成
4. アブストラクト・テーブルの作成
5. ポイント作成
6. エビデンス（解説）作成
7. エビデンスの強さ・推奨の強さ付与（下記参照）
8. Delphi 法（modified）の活用による作成委員の合意形成
9. 臨床重要課題委員会の承認
10. 査読委員会委員による査読
11. 顧問の査読
12. 日本内分泌学会会員のパブリックコメントの実施
13. 日本内分泌学会（理事会）による最終承認

3-4　文献検索

文献検索はシステマティックレビューによる 1 次スクリーニングとシステマティックレビュー委員会委員による 2 次スクリーニングにより実施した．

1）　1 次スクリーニングの方法

1. 委託先：一般財団法人国際医学情報センターEBM 研究センター
2. 検索用語：タイトル，抄録に疾患名 PA とその関連用語がある
3. 遡及検索期間：2010 年 4 月以降 2019 年 6 月まで
4. 検索対象データベース：MEDLINE，The Cochran Library，ICHUSHI web
5. 言語：英語（原則）
6. 対象研究デザイン：観察研究，RCT/ 臨床試験，systematic review，meta-analysis，ガイラインを含むすべてのデザイン（但し，症例報告を除く．原則として通常総説除く）
7. 検索実施日：2019 年 7 月〜8 月

1 次スクリーニングの結果，735 の文献が選択された．

2）　2 次スクリーニングの方法

2 次スクリーニングはシステマティックレビュー委員 18 名を CQ 前半，後半担当の 2 グループに分け，さら総論，スクリーニング，機能確認検査，画像診断，AVS，治療，予後の各項目担当のサブグループにより，以下の要件により文献を選択した（なお，2019 年 6 月以後の発表文献も，以下の要件をみたす重要文献は含めた）．

（1）　文献選択の参考要件

1. 1 次スクリーニングのシステマティックレビューに基づく文献リストを対象

2. Cochran を優先する
3. 研究デザインの点でエビデンスレベルが高い論文
4. 発表年度の新しいもの（特に，2015 年以降）を優先するが，それ以前でも重要な論文は例外とする
5. 対象症例数の多い論文
6. インパクトファクター　2 程度以上の論文
7. AMED-JPAS/JRAS 論文の活用（関連文献があれば可能な限り引用）
8. 国内からの論文で一定水準を満たす重要な論文
9. 関連ある既存のガイドライン（コンセンサス・ステートメント 2016，ENDO2016，JSH2019 など）を含める
10. 原則として英文論文

(2)　選択文献の合意形成

　各サブグループ内，前半・後半グループ内で協議後，前半グループと後半グループ間でクロスレビューを実施，システマティックレビュー委員会で合意を形成し，約 260 論文を採択し，統合ファイルを作成した．なお，その後のガイドライン作成の過程で発表された重要な論文も適宜採用した．

3-5　ポイント作成

　各項目に 3〜5 点のポイントを箇条書きで記載し，各ワーキンググループおよび委員会で合意形成した．

3-6　エビデンスの強さと推奨の強さ

　各ポイントにはエビデンスの強さ（エビデンス総体のエビデンスの確実性）および個別の診療行為には推奨の強さを付与した．

1)　エビデンスの強さの決定

　各ポイントのエビデンスの強さは，根拠となる個々の論文の重要性を，研究デザイン，国内論文か否か，発表年代，多施設か単施設か，症例数などから客観的に評価し，次いで，それらの論文の総合的評価に基づき，エビデンスの強さを決定した（表 1）．

【記入例】

> **CQ4**　**スクリーニング対象はどのような高血圧患者ですか**
>
> Point 1　高血圧患者全般でのスクリーニングが望ましいが，特に PA の有病率が高い高血圧群でのスクリーニングが推奨される（**1B**）

　上記例の **1B** の「1」は推奨度（表 2）を表し，「B」はエビデンスの確実性（表 1）を表している．

表1	エビデンス総体のエビデンスの確実性（強さ）

強さ	解　説
A（強）	効果の推定値が推奨を支持する適切さに強く確信がある
B（中）	効果の推定値が推奨を支持する適切さに中程度の確信がある
C（弱）	効果の推定値が推奨を支持する適切さに対する確信は限定的である
D（とても弱い）	効果の推定値が推奨を支持する適切さにほとんど確信できない

2）　推奨の強さの決定

　各ポイントにおける診療行為の推奨の強さは，エビデンスの強さに加えて，患者への益と害，バイアスリスク，非直線性などを考慮して，総合的に決定した（表2）．

表2	推奨度（推奨の強さ）

推奨度	解　説
推奨の強さ1	「実施する」，または，「実施しない」ことを推奨する
推奨の強さ2	「実施する」，または，「実施しない」ことを提案する

3-7　エビデンスの解説

　個々のポイントに関する説明を，関連する文献を引用して解説した．

4 ｜ 合意形成プロセス

　各CQに対するポイント，エビデンスの強さ，推奨の強さ，エビデンスの記載内容は，各委員会内で合意形成した．当初，定期的に委員会を開催し対面での討議，合意形成を予定していたが，COVID-19の流行により，それが困難となった．このため，online modified Delphi consensus processに準拠し，客観性の担保，バイアス排除に努めた．複数案について，個別のオンライン投票とし，原則として多数意見を採択したが，必要に応じてDelphi Consensus Roundを反復した．必要に応じてテキストに対案を記載した．

5 ｜ 資金源と利益相反の自己申告

　本診療ガイドラインの作成は日本内分泌学会の事業費，日本医療研究開発機構（AMED）難治性疾患実用化研究事業「重症型原発性アルドステロン症の診療の質向上に資するエビデンス構築（JPAS）」研究費および「難治性副腎疾患の診療に直結するエビデンス創出（JRAS）」研究費，国立病院機構京都医療センター臨床研究センター臨床研究企画運営部研究費，厚生労働省難治性疾患政策研究事業「副腎ホルモン産生異常に関する調査研究班」研究費，国立国際医療研究センター国際医療研究開発費，医仁会武田総合病院臨床研究センター研究費によるものであり，特定の団体や製品・技術との利害関係はない．また，日本内分泌学会「臨床研究の利益相反（COI）に関する共通指針」および日本医学会　診療ガイドライン策定参加資格基準ガイダンス（日本医学会　利益相反委員会，平成29年3月）に沿って，委員長，副委員長，委員全員の適切なCOIマネージメントを実施した．

｜ 6 ｜ 免責事項，使用上の留意点，著作権

　本診療ガイドラインは PA の診療に関して，国内外の学術論文などをエビデンスとし，国内の診療実態，およびエキスパートオピニオンを参考として，現時点で標準的と考えられる内容をまとめたものである．それゆえ，診療に従事する担当医は個々の患者の状態および個々の診療施設の状況を十分に考慮して，現実的かつ弾力的に活用する必要があり，本診療ガイドラインが個別の診療内容を制約するものではない点に十分に留意する必要がある．本診療ガイドラインの記載内容の責任は社団法人日本内分泌学会にあるが，個々の診療行為の責任はすべて直接の診療担当施設と担当医師にある点にも留意する必要がある．それ故，担当医はわが国の保険医療制度および国内法規を遵守して医療行為に当たる必要がある．

　また，本診療ガイドラインの著作権の一切の権利は，社団法人 日本内分泌学会および当原発性アルドステロン症診療ガイドライン作成委員会委員に帰属する．さらに，この診療ガイドラインは日本法によって解釈され，このガイドラインに関して何らかの紛争が発生した場合は，大阪地方裁判所を第一審とする訴訟手続きによって解決されるものとする．

｜ 7 ｜ 作成経過

年	月	委員会・活動・作業内容
2019 年	4 月	検討委員会(仙台) ガイドライン改訂方針とプロセスのコンセンサス 5 作業グループの構成(①スクリーニング，②機能確認試験，③画像診断，④ AVS，⑤治療・予後) 作業分担・リーダー・サブリーダーの決定
	5 月	クリニカル・クエスチョン提案
	6 月	クリニカル・クエスチョンの追加・修正作業
	7 月	Delphi consensus Round による決定 文献 1 次スクリーニング(システマティックレビュー)開始
	8 月	文献 1 次スクリーニング終了 アブストラクト・フォーム作成・アブストラクト・テーブル作成
	9 月	文献 2 次スクリーニング開始
	10 月	文献 2 次スクリーニング終了 クリニカル・クエスチョンのポイント執筆 ポイントの Delphi consensus Round 実施
	11 月	検討委員会(高知)・経過報告，作業の確認 ポイントの Delphi consensus Round 実施 文献の評価実施
	12 月	文献の評価実施 ポイントのエビデンス執筆開始
2020 年	1 月	ポイントのエビデンス執筆継続
	2 月	臨床重要課題委員会・進捗状況報告
	7 月	日本内分泌学会理事会　経過報告
	10 月	臨床重要課題委員会　進捗状況報告 クリニカル・クエスチョンのポイント　Delphi consensus Round 1

年	月	委員会・活動・作業内容
2020 年	12 月	Delphi consensus Round 2, Round 3 実施 ポイントに付与するエビデンスの強さ, 推奨の強さ付与 エビデンステキスト執筆作業の再開 査読委員会構成の承認 選択文献の追加, 再評価 CQ ポイントのエビデンス集約・整理→ガイドライン ver.1.0
2021 年	1 月	ガイドライン ver.1.0 の査読依頼(作成委員) 査読委員への事前査読実施
	2 月	Delphi consensus Round 4 実施 Delphi consensus Round 5 実施 ガイドライン ver.2.0 作成 ガイドライン ver.2.0 の査読(作成委員) 顧問の査読 ガイドライン ver.3.0 作成
	3 月	ガイドライン ver.3.0 最終確認(作成委員)
	4 月	臨床重要課題委員会の承認 日本内分泌学会会員へのパブリックコメント開始
	5 月	日本内分泌学会会員へのパブリックコメント終了 ガイドライン ver.3.3 作成 ガイドライン ver.3.4 作成 ガイドライン ver.3.5 作成・最終確認(作成委員)
	6 月	査読委員会での査読(最終) 日本内分泌学会臨床重要課題委員会承認
	7 月	日本内分泌学会理事会承認
	8 月	ダイジェスト版の公開(日本内分泌学会 HP)

| 8 | 情報公開の予定

　日本内分泌学会, 日本高血圧学会, 日本内分泌外科学会ホームページへの掲載, 日本内分泌学会雑誌への掲載(和文), 英文誌(Endocrine J)への投稿などを予定している.

クリニカル・クエスチョン およびポイント一覧

| 1 | 疫学

CQ1 ● 原発性アルドステロン症とはどんな病気ですか

Point 1　副腎からの自律性アルドステロン過剰分泌により高血圧を呈する疾患で，代表的な二次性高血圧である（**A**）

Point 2　診療ガイドラインに準じて，患者毎に適切な診断と特異的な治療が推奨される（**1A**）

CQ2 ● 高血圧患者における原発性アルドステロン症（PA）の頻度はどれ位ですか

Point 1　高血圧患者における PA の有病率はプライマリケア施設で 3〜12％，専門施設では 5〜29％と報告されている（**B**）

CQ3 ● 原発性アルドステロン症（PA）は本態性高血圧（EH）よりも脳心血管病，慢性腎臓病の合併が多いですか

Point 1　PA は年齢，性別，血圧が一致した EH と比較して，脳卒中，心肥大，心房細動，冠動脈疾患，心不全，蛋白尿などの脳・心血管，腎合併症の頻度が高い（**B**）

Point 2　脳・心血管，腎合併症では特に，高アルドステロン血症の程度，低カリウム血症，片側性病変，合併するコルチゾール過剰などが主な寄与因子である．（**B**）

Point 3　PA では EH と比較して，肥満，耐糖能異常，睡眠時無呼吸症候群の合併が多い（**B**）

| 2 | スクリーニング

CQ4 ● スクリーニング対象はどのような高血圧患者ですか

Point 1　高血圧患者全般でのスクリーニングが望ましいが，特に PA の有病率が高い高血圧群でのスクリーニングが推奨される（**1B**）

Point 2　PA の有病率が高い高血圧群の特徴として，利尿薬投与の有無によらない低カリウム血症合併，治療抵抗性高血圧，40 歳未満での高血圧発症，未治療の高血圧（150/100 mmHg 以上），副腎腫瘍合併，若年での脳卒中発症，睡眠時無呼吸症候群などがある（**C**）

CQ5 ● スクリーニングにはどのような検査と判定基準が推奨されますか

Point 1　血漿アルドステロン濃度（PAC）測定値は，CLEIA 法による測定値（PAC［CLEIA 法］）[*1] を基準として判定することが推奨される（**1A**）

Point 2-1　血漿アルドステロン濃度（PAC［CLEIA 法］）と血漿レニン活性（PRA）[*2] を測定し，PAC/PRA 比（ARR[*3]）≧ 200 かつ PAC ≧ 60 pg/mL で陽性と判定する（**2C**）．但し，CLEIA 法

による測定値が普及，一般化し，CLEIA 法による至適カットオフ値が確立するまでは，ARR*3 100〜200 を「ARR 境界域」と位置付け，ARR 100〜200 かつ PAC ≧ 60 pg/mL も暫定的に陽性とし，患者ニーズと臨床所見，特に低カリウム血症や副腎腫瘍の有無，年齢などを考慮して，機能確認検査実施の要否を個別に検討する（**2C**）．また，PAC（CLEIA 法）< 60 pg/mL でも PA は完全には否定できない（**2C**）

Point 2-2 PRA を活性型レニン濃度（ARC）に代替する場合，PAC（CLEIA 法）/ARC ≧ 40 を ARR の陽性判定基準とする（**2D**）．但し，Point 2-1 に準じて PAC（CLEIA 法）/ARC 20〜40 を「ARR 境界域」と位置付け，PAC（CLEIA 法）/ARC 20〜40 かつ PAC ≧ 60 pg/mL も暫定的に陽性とし，患者ニーズと臨床所見に基づき，個別に診療方針を決定する（**2D**）

Point 3 採血条件は早朝空腹時の安静臥位後が望ましいが，スクリーニングでは随時座位で行って良い（**2C**）

Point 4 降圧薬の種類により偽陽性や偽陰性を呈する可能性があるため，カルシウム拮抗薬や α 遮断薬に変更後にスクリーニングを実施することが推奨される（**2C**）．しかし，血圧や低カリウム血症の管理を第一優先として適切な薬物治療下でスクリーニング検査を実施する（**1B**）

| 3 | 機能確認検査

CQ6 ● アルドステロンの過剰分泌はどのように診断すれば良いですか

Point 1 スクリーニング検査では偽陽性例が存在することから，機能確認検査によりアルドステロンの自律的過剰産生を証明する（**1B**）

Point 2 機能確認検査はいずれか 1 種類の陽性の確認が推奨される（**1C**）．陽性検査数と診断の感度・特異度，費用対効果に関するエビデンスはない（**C**）

Point 3 いずれの機能確認検査が最適かの十分なエビデンスはない．利便性，安全性の面からまずカプトプリル試験の実施が推奨されるが，症例ごとに個別に検査を選択する必要がある（**2C**）

CQ7 ● どのような症例で機能確認検査を省略できますか

Point 1 スクリーニング陽性例で，低カリウム血症（血清カリウム濃度< 3.5 mEq/L），PAC 基礎値高値（PAC［RIA 法］> 200 pg/mL；PAC［CLEIA 法］> 100 pg/mL），およびレニンが検出限界以下のすべてを満たす場合は，機能確認検査を省略して PA の確定診断が可能である（**2B**）

CQ8 ● どのような症例でデキサメタゾン（DEX）抑制試験が必要ですか

Point 1 PA にコルチゾール自律性分泌が合併した場合，AVS の診断や治療方針に影響するため，CT で明確な副腎腫瘍を認める場合は，1 mg DEX 抑制試験の実施が推奨される（**2C**）

| 4 | 病型・局在診断

CQ9 ● 病型・局在診断の目的は何ですか
Point 1 外科的治療によりアルドステロン過剰の正常化，高血圧の治癒・改善，臓器障害の改善・防止が期待できる片側性 PA の診断のために実施が推奨される（**1A**）

CQ10 ● 最も適切な病型・局在診断法は何ですか
Point 1 手術を考慮する場合は，最も確実な機能的病型・局在診断法として AVS の施行が推奨される（**1A**）
Point 2 患者背景，臨床データ，CT などの画像所見の組み合わせによる予測モデルにより，病型の推定が可能（**2C**）であるが，確実な局在・病型診断には AVS の実施が推奨される

CQ11 ● 画像検査の特徴と標準的な実施方針は何ですか
Point 1 副腎腺腫検出における CT と MRI の感度・特異度の差を示す明確なエビデンスはないことから，まず，実施が容易かつ費用が安価な CT が推奨される（**1B**）
Point 2 臨床的に AVS 実施が予想される場合は，空間分解能が高く，撮影時間の短縮による患者負担の軽減と副腎静脈の確認が可能な造影ダイナミック multi-detector row CT（MDCT）が推奨される（**2C**）
Point 3 CKD ステージ G4 以上の例では造影剤腎症の発症リスクが高い．有益性が危険性を上回り，実施する必要性が高い場合は，十分なインフォームド・コンセントの上で，検査前に生理食塩水の点滴静注が推奨される（**1A**）
Point 4 副腎腫瘍を認める典型的な PA 患者において，AVS が実施困難，不成功あるいは患者がその実施を希望しない場合は，補完的にデキサメタゾン抑制下副腎シンチグラフィ SPECT あるいは SPECT/CT の実施を考慮する（**2C**）

CQ12 ● どのような症例で副腎静脈サンプリング（AVS）を行うことなく病型・局在診断，治療を行うことを考慮しますか
Point 1 典型的な PA の臨床所見（低カリウム血症，副腎腫瘍，PAC 高値など）を呈する 35 歳未満の例では片側性の可能性が高いことから，十分なインフォームド・コンセントの上で，AVS を省略し，片側副腎摘出術を考慮することが可能である（**2B**）
Point 2 CT で副腎腫瘍を認めない血清カリウム濃度正常症例においては両側性の頻度が高いため，他の臨床像（性別，年齢，BMI，PAC，ARR，機能確認検査結果など）も参考に，十分なインフォームド・コンセントの上で，局在診断を回避し，薬物治療を選択することも可能である（**2B**）

| 5 | 副腎静脈サンプリング

CQ13 ● 副腎静脈サンプリング（AVS）の成功率を向上させる方法はありますか
Point 1 経験豊富な術者のいる専門医療施設での標準化されたプロトコルによる AVS の実施が推奨

される（**1A**）

Point 2 術前の MDCT による副腎静脈の解剖所見の確認，ACTH 負荷によるカテーテル挿入の成否判定，術中の造影による副腎静脈へのカテーテル挿入の確認，術中迅速コルチゾール測定などにより，AVS の成功率を向上させることが推奨される（**1C**）

CQ14 ● 副腎静脈サンプリング（AVS）施行時に副腎皮質刺激ホルモン（ACTH）負荷は必要ですか

Point 1 Selectivity Index（SI：副腎静脈と下大静脈または末梢静脈血とのコルチゾール濃度の比）が増加し，AVS の成否判定が容易になるため ACTH 負荷が推奨される（**1B**）

Point 2 ACTH 負荷が局在診断能を向上させるとの明確なエビデンスは無い（**C**）

CQ15 ● 副腎静脈サンプリング（AVS）のカテーテル挿入の成否判定にはどの指標が推奨されますか

Point 1 カテーテル挿入の成功の判定には Selectivity Index（SI：副腎静脈と下大静脈または末梢静脈血とのコルチゾール濃度の比）を用い，ACTH 負荷前は SI ≧ 2，ACTH 負荷後は SI ≧ 5 の場合に成功と判定する（**1C**）

CQ16 ● 副腎静脈サンプリング（AVS）の局在判定にはどの指標が推奨されますか

Point 1 局在判定の指標として ACTH 負荷後 Lateralized Ratio（LR：［アルドステロン（A）／コルチゾール（C）］高値側／［A/C］低値側）＞ 4 をカットオフ値として手術適応を決定する（**1B**）．ACTH 負荷後 Contralateral Ratio（CR：［A/C］低値側／［A/C］下大静脈末梢側）＜ 1 を有用なカットオフ値とする報告もあり，手術適応の判断をより厳密にする場合は CR ＜ 1 を加える（**2B**）

Point 2 ACTH 負荷後 LR が境界域（2〜4）である場合，ACTH 負荷前後あるいは判定基準間で局在判定が乖離した場合は，CR ＜ 1，副腎静脈血中 PAC および臨床所見（低カリウム血症，副腎CT 所見，年齢など）を考慮して，総合的に局在判定する（**1B**）

Point 3 コルチゾールの同時産生を認める場合は，血中アルドステロン／コルチゾール比（A/C）による局在判定に影響する可能性があるため，LR に加えて副腎静脈血中 PAC やその左右比などを考慮して総合的に局在判定することが推奨される（**1C**）

｜ 6 ｜ 治療・予後

CQ17 ● 原発性アルドステロン症（PA）の治療方針は何ですか

Point 1 片側性 PA では，病態の治癒，過剰アルドステロン分泌と高血圧の正常化，臓器障害の改善と進展防止が期待できるため，患側副腎摘出術が推奨される（**1A**）

Point 2 両側性 PA や手術の適応・希望がない場合は，MR 拮抗薬を中心とする薬物治療を行う（**1A**）

Point 3 薬物治療では，血圧と血清カリウム濃度の正常化，PRA 抑制の解除を目安に MR 拮抗薬を投与すると共に，腎機能障害などの臓器障害の改善や増悪に関する慎重な経時的評価が必要である（**1B**）

CQ18 ● **原発性アルドステロン症(PA)の周術期管理で注意すべき点は何ですか**

Point 1 片側性 PA は両側性 PA や本態性高血圧と比較して治療抵抗性高血圧，低カリウム血症，心血管合併症の頻度が高いことから，術前に合併症を評価して適切な治療を行う（**1B**）

Point 2 MR 拮抗薬は高血圧，低カリウム血症に有用なため，術前の薬物治療の第一選択薬である（**1B**）

Point 3 MR 拮抗薬の治療開始後早期や片側性 PA の術後早期には高カリウム血症と糸球体過剰ろ過の解除による腎機能低下を認めることがあるため，血清カリウム濃度，腎機能をモニタリングし適切に対応する（**1B**）．高齢，糸球体ろ過量（GFR）低値，健常側アルドステロン分泌の抑制などが高カリウム血症のリスク因子となる（**C**）

Point 4 コルチゾール同時産生例では，術後，グルココルチコイド補充療法が必要な場合がある（**1B**）

CQ19 ● **ミネラルコルチコイド受容体(MR)拮抗薬間に治療効果の差がありますか**

Point 1 MR 拮抗薬間の治療効果の差を示す明確なエビデンスはない．承認されている投与量と使用上の注意（禁忌，慎重投与など）が，治療薬選択に影響する可能性がある（**B**）

Point 2 降圧効果，高血圧性臓器障害の改善，副作用・忍容性，薬価，性差，添付文書上の禁忌を考慮して薬剤を選択する（**1A**）

CQ20 ● **通常降圧薬で血圧管理が良好かつ血清カリウム濃度正常な原発性アルドステロン症(PA)例でもミネラルコルチコイド受容体(MR)拮抗薬による特異的治療が必要ですか**

Point 1 通常の降圧薬により血圧管理が良好で血清カリウム濃度が正常な PA でも，アルドステロン過剰状態に対する特異的治療を行うことが推奨される（**1C**）

CQ21 ● **妊娠中あるいは妊娠希望の女性の原発性アルドステロン症患者で推奨される治療薬は何ですか**

Point 1 高血圧は妊娠時使用が推奨される降圧薬（α メチルドパ，ヒドララジン，ラベタロール，20週以降はニフェジピンも可）を用いて治療する（**1B**）

Point 2 低カリウム血症はカリウム製剤による補正を行う（**1B**）

Point 3 Point 1 の治療薬を用いても高血圧や低カリウム血症の治療が困難で，治療上の有益性が危険性を上回ると判断される場合は，MR 拮抗薬の投与を考慮する（**2D**）

CQ22 ● **精査を希望しないスクリーニング陽性の原発性アルドステロン症 (PA) 疑い患者の降圧治療は何ですか**

Point 1 スクリーニング陽性で機能確認検査を行わない場合，MR 拮抗薬を含む降圧薬治療を考慮する（**2C**）．PA の典型的所見を呈する例では，MR 拮抗薬の使用が推奨される（**1B**）

Point 2 スクリーニング陽性で機能確認検査陰性例の場合，適切な降圧治療を行うが（**1A**），機能確認検査陰性でも PA の可能性を完全には否定できないため，慎重な経過観察が必要である（**2C**）

CQ23 ● **片側性原発性アルドステロン症において外科治療とミネラルコルチコイド受容体(MR)拮抗薬による薬物治療で予後に差がありますか**

Point 1 降圧効果は副腎摘出術が MR 拮抗薬よりも優れている（**B**）．低カリウム血症是正，長期

的な臓器障害の進行と生命予後に対する効果は，副腎摘出術が MR 拮抗薬と同じかより優れている（ B ）

CQ24 ● 副腎手術後の治療効果・予後に影響する因子は何ですか

Point 1 副腎摘出術により高血圧の治癒が期待できるが，治癒率には術前の降圧薬数，高血圧罹患期間，性別，BMI，年齢，腎機能などが関与する（ B ）

Point 2 副腎手術後初期には糸球体ろ過量（GFR）が低下するが，長期的には腎機能の低下を抑制する．PAC 高値と低カリウム血症が術後初期の GFR 低下の重要な予測因子である（ C ）

Point 3 副腎摘出術後，高カリウム血症が出現し，長期に持続することがあるため，定期的な経過観察と必要に応じた薬物治療が必要である（ 1C ）

＊1 CLEIA 法による PAC 測定値は LC-MS/MS 法による PAC 測定値に近似する値であり（アルドステロン標準化委員会），実臨床上，PAC（CLEIA 法）≒ PAC（LC-MS/MS 法）相当値と考えて良い．
＊2 PRA が測定感度以下の場合，便宜的にその数値を ARR 計算に用いる．
＊3 PAC（CLEIA 法）を用いて算出した ARR．

各論

| 1 | 疫学

原発性アルドステロン症とはどんな病気ですか

Point 1 副腎からの自律性アルドステロン過剰分泌により高血圧を呈する疾患で，代表的な二次性高血圧である（**A**）

Point 2 診療ガイドラインに準じて，患者毎に適切な診断と特異的な治療が推奨される（**1A**）

エビデンス

原発性アルドステロン症（PA）とは，1955 年に Conn 博士により最初に報告されたアルドステロン過剰分泌による疾患である[1]．その病態は，アルドステロンの自律・過剰分泌により腎尿細管からの Na，水の再吸収および K 排泄亢進の結果，循環血漿量増加が起こり，結果としてレニン抑制，低 K 血症，高血圧を呈する代表的な二次性高血圧である．病型として片側性病変（通常は副腎アルドステロン産生腺腫 [aldosterone producing adenoma：APA]）と両側性病変（主に特発性アルドステロン症 [idiopathic hyperaldosteronism：IHA]）に大別される．PA は高血圧における頻度が高く，治癒可能な例があることに加え，本態性高血圧（EH）に比べ，脳卒中，心肥大，心房細動，冠動脈疾患，心不全などの脳，心血管合併症の頻度が高い[2,3]．メタアナリシスでは PA は EH と比べ，オッズ比で脳卒中 2.58，冠動脈疾患 1.77，心房細動 3.52，心不全 2.05 と有意に発症リスクが高く，糖尿病，メタボリックシンドローム，左室肥大のリスクも各々，1.33，1.53，2.29 と有意に上昇することが報告されている[4]．このため，PA 診療は，診療ガイドラインに準じてスクリーニング，機能確認検査，病型・局在診断，副腎手術または薬物療法を行うことが推奨される[5,6]．しかし，疾患の十分な説明後，精査や副腎手術の希望がない場合には個々の患者の意向を尊重し，薬物療法を選択するなど，適切な個別診療を行うことも重要である．

高血圧患者における原発性アルドステロン症（PA）の頻度はどれ位ですか

Point 1 高血圧患者における PA の有病率はプライマリケア施設で 3〜12％，専門施設では 5〜29％と報告されている（**B**）

エビデンス

高血圧患者における PA の頻度は，対象患者やそのスクリーニング方法，機能確認試験の種類とカットオフ値などの診断方法，ホルモン測定法の違いなど，多くの要因があり，報告により差がある．しかし診療ガイドラインの提唱後，PAC と PRA を用いたスクリーニング検査の普及により，

2000年以降に実施された研究では，プライマリケア施設で3.8〜12.7％，専門施設で5.6〜29.8％とその頻度は高いことが報告されている[7-9]．特に，PAの頻度は，重症度の高い高血圧（正常高値血圧［わが国では高値血圧に相当］5.5％，stage 1 4.2％，stage 2 10.2％，stage 3 16.4％）[7]や低カリウム血症を合併した高血圧（28.1％ vs. 正カリウム血症での4.3％）[9]で高いことが報告されている．わが国でも2009年に診断治療ガイドライン2009[10]，2016年に「わが国の原発性アルドステロン症の診療に関するコンセンサス・ステートメント」[6]が発表され，経年的にPAの診断数は増加しているが，特に，両側性PAの割合が増加している[11,12]．

CQ3 原発性アルドステロン症（PA）は本態性高血圧（EH）よりも脳心血管病，慢性腎臓病の合併が多いですか

Point 1 PAは年齢，性別，血圧が一致したEHと比較して，脳卒中，心肥大，心房細動，冠動脈疾患，心不全，蛋白尿などの脳・心血管，腎合併症の頻度が高い（**B**）

Point 2 脳・心血管，腎合併症では特に，高アルドステロン血症の程度，低カリウム血症，片側性病変，合併するコルチゾール過剰などが主な寄与因子である（**B**）

Point 3 PAではEHと比較して，肥満，耐糖能異常，睡眠時無呼吸症候群の合併が多い（**B**）

エビデンス

　PAは年齢・血圧が同等のEHと比べ，脳卒中，心肥大，心房細動，冠動脈疾患，心不全，蛋白尿などの脳心血管病，慢性腎臓病の頻度が高いと報告されている[3,13]．わが国における大規模PA患者データベース（JPAS）では，平均年齢53.2歳，平均血圧141.4/86.5 mmHgの2582例のPAにおける心血管合併症有病率は9.4％（脳卒中7.4％，虚血性心疾患2.1％，心不全0.6％，心房細動2.8％）であり，これは年齢・血圧が同等のEHと比べ有意に高く，高PAC（PAC 125 pg/mL以上），低カリウム血症，片側性病変は患者背景を調整した上でも心血管合併症オッズ比が高かった[3]．さらに，PAはEHと比べ左室肥大が有意に多いことが報告されている[4]．JPASでは，生理食塩水負荷試験ないしカプトプリル負荷試験後のPACおよび低カリウム血症の程度が左室心筋重量（LVMI）と有意な正の相関を示し，LVMIは手術治療ないしMR拮抗薬投与6〜12か月後に有意な改善を認めることが報告された[14]．また，高PAC例とは対照的に，正常PAC例では，脳・心血管系イベントのリスクはEHと差を認めなかったとの報告もある[15]．さらに，小規模な検討ではあるが，コルチゾール共産生APAは，それを認めないAPAと比べ心血管合併症が有意に多いとの報告もある[16]．

　一方，JPASにおいて腎障害（eGFR 60 mL/min/1.73 m^2 未満または尿蛋白定性で1＋以上）の有病率は19.7％であり，蛋白尿は年齢・血圧が同等のEHと比べ有意にPAで多く認められ，PAC値，及び低カリウム血症はいずれも腎障害の調整後オッズ比を上昇させた[13]．また，メタアナリシスにて，PAは非PA高血圧と比較して，eGFRが高く，アルブミン尿を多く認めるが，MR拮抗薬投与や副腎摘出術によりそれらの改善を認めることが報告された[17]．さらに腎障害を伴うPAはそれを伴わないPAと比べPACが高いこと[13]，初診時尿中アルブミン量，低カリウム血症はPA特異的治療後のeGFR低下と相関すること[18]，MR拮抗薬治療初期のeGFR低下度が大きいほど，その後のeGFR低下が軽度であることも報告されている[19]．

　その他，JPASにおいてPAの21.6％に糖尿病を認め，年齢，性別をマッチさせたEHや一般人口の糖尿病有病率と比較して有意に高く[20]，メタアナリシスにおいても，EHと比較したPAにおけるメ

タボリックシンドローム，および糖尿病オッズ比はいずれも有意に高い[4]．また，PA の睡眠時無呼吸症候群有病率は 67.6％と高率であることも報告されており，PA ではこれらの合併に注意を要する[21]．

2 スクリーニング

> **CQ4** スクリーニング対象はどのような高血圧患者ですか
>
> **Point 1** 高血圧患者全般でのスクリーニングが望ましいが，特に PA の有病率が高い高血圧群でのスクリーニングが推奨される（**1B**）
>
> **Point 2** PA の有病率が高い高血圧群の特徴として，利尿薬投与の有無によらない低カリウム血症合併，治療抵抗性高血圧，40 歳未満での高血圧発症，未治療の高血圧（150/100 mmHg 以上），副腎腫瘍合併，若年での脳卒中発症，睡眠時無呼吸症候群などがある（**C**）

エビデンス

　PA は高血圧と低カリウム血症を主症候とする疾患ではあるが，PA のスクリーニングが普及するに従い血清カリウム濃度が正常範囲にとどまる軽症例が増えていることが報告されており[22]，血清カリウム値のみから本態性高血圧との鑑別は困難である．また，PA では EH と比較して脳・心血管系・腎の合併症が多いとが報告されている[2,3]．それ故，全高血圧患者におけるスクリーニングが望ましいが，特に PA の有病率が高い特徴を持つ高血圧患者においては積極的にスクリーニングすることが推奨される．治療抵抗性の高血圧においては，PA のスクリーニングを行うことは，スクリーニングをせず薬物治療を続けるよりも費用対効果に優れているとの報告もある[23,24]．

　PA の有病率が高い高血圧群の特徴として，低カリウム血症合併，治療抵抗性高血圧，40 歳未満での高血圧発症，150/100 mmHg 以上の高血圧，副腎腫瘍合併，若年での脳卒中発症，睡眠時無呼吸症候群などがある[22,25-28]．血圧の基準については，米国の 2016 年の PA 治療ガイドライン[25]で 150/100 mmHg 以上の高血圧でのスクリーニングが推奨されているため，前回のコンセンサス・ステートメントでのⅡ度高血圧から 150/100 mmHg 以上に変更した．また，小児の高血圧患者では，家族性アルドステロン症（FH）1 型の頻度が高く，低カリウム血症を来さない症例も多いとの報告もあるため，より積極的なスクリーニングが推奨される[29,30]（**表 3**）．

表 3 PA 高有病率の高血圧

1	低カリウム血症合併（利尿薬投与例を含む）
2	治療抵抗性高血圧
3	40 歳未満での高血圧発症
4	未治療時 150/100 mmHg 以上の高血圧
5	副腎腫瘍合併
6	若年での脳卒中発症
7	睡眠時無呼吸症候群合併

スクリーニングにはどのような検査と判定基準が推奨されますか

Point 1 血漿アルドステロン濃度（PAC）測定値は，CLEIA 法による測定値（PAC［CLEIA 法]）[*1] を基準として判定することが推奨される（**1A**）

Point 2-1 血漿アルドステロン濃度（PAC［CLEIA 法]）と血漿レニン活性（PRA）[*2] を測定し，PAC/PRA 比（ARR[*3]）≧ 200 かつ PAC ≧ 60 pg/mL で陽性と判定する（**2C**）．但し，CLEIA 法による測定値が普及，一般化し，CLEIA 法による至適カットオフ値が確立するまでは，ARR[*3] 100〜200 を「ARR 境界域」と位置付け，ARR 100〜200 かつ PAC ≧ 60 pg/mL も暫定的に陽性とし，患者ニーズと臨床所見，特に低カリウム血症や副腎腫瘍の有無，年齢などを考慮して，機能確認検査実施の要否を個別に検討する（**2C**）．また，PAC（CLEIA 法）< 60 pg/mL でも PA は完全には否定できない（**2C**）

Point 2-2 PRA を活性型レニン濃度（ARC）に代替する場合，PAC（CLEIA 法）/ARC ≧ 40 を ARR の陽性判定基準とする（**2D**）．但し，Point 2-1 に準じて PAC（CLEIA 法）/ARC 20〜40 も「ARR 境界域」と位置付け，PAC（CLEIA 法）/ARC 20〜40 かつ PAC ≧ 60 pg/mL も暫定的に陽性とし，患者ニーズと臨床所見に基づき，個別に診療方針を決定する（**2D**）．

Point 3 採血条件は早朝空腹時の安静臥位後が望ましいが，スクリーニングでは随時座位で行って良い（**2C**）

Point 4 降圧薬の種類により偽陽性や偽陰性を呈する可能性があるため，カルシウム拮抗薬やα遮断薬に変更後にスクリーニング実施することが推奨される（**2C**）．しかし，血圧や低カリウム血症の管理を第一優先として適切な薬物治療下でスクリーニング検査を実施する（**1B**）

＊1 従来，PAC の測定に用いられた RIA 法は 2021 年 4 月以降発売中止となり，アイソトープを使用しない CLEIA 法に変更となった．アルドステロンに対するより特異的なモノクローナル抗体を用いた CLEIA 法はアルドステロンの標準物質との定量性が確認されており，かつ真の値に最も近似する LC-MS/MS（液体クロマトグラフィー質量分析法）とも良好な相関を示すことから，実臨床上，PAC（CLEIA 法）≒ PAC（LC-MS/MS 法）相当値と考えて良い．そのため，PAC（CLEIA 法）を臨床判断の基準とすることを推奨する．本文では測定法を明記すると共に，CLEIA 法では RIA 法よりも低値を示すことから，判定基準値は適宜，補正して記載した（詳細は本文参照）．

＊2 PRA が測定感度以下の場合，便宜的にその数値を ARR 計算に用いる．

＊3 PAC（CLEIA 法）を用いて算出した ARR.

🔍 **エビデンス**

わが国の血漿アルドステロン濃度（PAC）は 2009 年以降，RIA 法（スパック-S アルドステロンキット）による測定が主流であったが，キットの供給停止に伴い，2021 年 4 月からは CLEIA 法による測定のみとなった．複数の CLEIA 法キットが実臨床に導入[31,32]されているが，いずれも原則として「アルドステロン分析用ヒト血清（NMIJ CRM 6402）」との計量トレーサビリティが確認されかつ LC-MS/MS 法との良好な相関を保つように開発されている．国際標準化の観点からは，計量学的トレーサビリティとキット間の互換性を維持した LC-MS/MS 相当値で臨床判断を行うことが望ましい．日本内分泌学会「アルドステロン測定の標準化検討委員会」も，CLEIA 法による測定法毎に補正した LC-MS/MS 相当値で臨床判断することを推奨している．しかし，CLEIA 法ではアルドステロンに対する，より特異的なモノクローナル抗体を用いることからアルドステロン以外のステロイドなどとの交

差性が極めて低く，従来の RIA 法より PAC が低値を示す．そのため，今後スクリーニングや機能検査の至適カットオフ値については，今後エビデンスを集積して見直す必要がある．

　PA のスクリーニングには，PAC と血漿レニン活性（PRA）を測定し，PAC/PRA 比（ARR）で判定する手法が一般的である[26,33-35]．これまで報告されている ARR 陽性判定のカットオフ値は 200〜400（pg/mL）/（ng/mL/h）と国や施設により異なるが，わが国ではスクリーニングの感度を重視し ARR（PAC [RIA 法] /PRA）≧ 200 を採用してきた．PAC の測定法の変更に伴い，ARR のカットオフ値の見直しが必要だが，わが国で従来から採用されているカットオフ値は，他国と比べて低めであり，RIA の測定値より LC-MS/MS 相当値が国際標準に合致することから，PAC（CLEIA 法）/PRA ≧ 200（pg/mL）/（ng/mL/h）かつ PAC（CLEIA 法）≧ 60 pg/mL を陽性判定基準とする．しかし，CLEIA 法による測定値が普及，一般化し，CLEIA 法による至適カットオフ値が確立するまでは，PAC（CLEIA 法）/PRA が100（概ね PAC [RIA 法] による ARR 200 に相当）〜200 を「ARR 境界域」と位置付け，ARR 100〜200 かつ PAC ≧ 60 pg/mL を暫定的に陽性とし，個々の患者のニーズと臨床所見（特に，低カリウム血症や副腎腫瘍の有無，年齢など）を十分に考慮して機能確認検査実施の要否および適切な治療を個別に検討する．新旧測定法間で判定が乖離する例の診療方針は，今後エビデンスを集積して精緻化・適正化していく必要がある．

　従来，レニンの評価には PRA が用いられてきたが，近年，活性型レニン濃度（ARC）の直接測定も普及してきている[36-38]．測定原理が異なるため，両者の測定値の正確な換算は困難である．しかし，ARR による PA のスクリーニングでは，PRA を ARC で代替する必要があり，便宜上，PAC（CLEIA 法）/ARC ≧ 40 を ARR の陽性判定基準とする．但し，PAC（CLEIA 法）/PRA による ARR 判定に準じて PAC（CLEIA 法）/ARC 20〜40 も「ARR 境界域」と位置付け，PAC（CLEIA 法）/ARC 20〜40 かつPAC ≧ 60 pg/mL を暫定的に陽性とし，患者ニーズと臨床所見に基づき，個別に診療方針を決定する．

　ARR は分母である PRA の影響が大きい．わが国では 0.1 ng/mL/h の低値まで測定できるため，PAC が低値でも偽陽性が生じうる．特に，高齢者高血圧患者は低レニンの影響が大きい[39,40]．このため，Mayo Clinic から ARR ≧ 200 に加えて PAC ≧ 150 pg/mL を陽性判定基準とすることが提唱された[33]．わが国でも 2014 年以来，日本高血圧学会（JSH2014），日本内分泌学会[6]から ARR ＞ 200 に加えて，特に，PAC ＞ 120 pg/mL（RIA 法）を満たすことがスクリーニング陽性基準として推奨されており，2019 年の日本高血圧学会高血圧治療ガイドライン[5]でも踏襲されている．ARR に PAC を加えることにより，偽陽性を避けるとともに，より特異的に外科的治療の対象となる PA の検出が可能とされている[33]．さらに近年，わが国の PA 患者のレジストリ研究（JPAS）[3]（PAC [RIA 法] ≧ 125 pg/mL）および単施設研究（PAC [RIA 法] ≧ 160 pg/mL）[15]にて，高 PAC 例では正常 PAC 例と比較して血管合併症の有病率が高いと報告されている．RIA 法での PAC120 pg/mL は LC-MS/MS 実測値では48.5 pg/mL（アルドステロン測定の標準化検討委員会）[41]，CLEIA 法では 66.2 pg/mL[42]，54.6 pg/mL[32]，58.1 pg/mL[43]と報告されており，生理的食塩水負荷試験（SIT）の PAC（CLEIA 法）カットオフ値60 pg/mL[44]（CQ6 参照）との整合性を担保するため，当面は，PAC（CLEIA 法）で ≧ 60 pg/mL を PAC カットオフの参考値とすることを推奨する．但し，PAC（CLEIA 法）＜ 60 pg/mL であっても，完全には PA を否定できない点にも注意を要する．

　PRA は臥位より立位で高値となり，PAC は早朝に高く深夜に低下する日内変動を示すなど，PRA・PAC は採血条件（体位，採血時間など）の影響を受けることから，早朝空腹時の安静臥位後の採血が最も望ましい[45]．しかし，日常診療ではスクリーニング条件を厳密に守るのが難しい場合があるため，まずは随時条件で測定し，適宜，より厳密な条件（早朝，空腹，安静臥位後）で再検査することを推奨する．

多くの降圧薬がレニン・アルドステロンに影響するが，β遮断薬と利尿薬の影響が大きい．β遮断薬は PRA の低下により ARR を上昇させ偽陽性を増やす[46,47]．MR 拮抗薬は PRA，PAC 両者の上昇をきたし，前者への影響がより大きく ARR が低下するため，4 週間以上の休薬が望ましい．他の利尿薬も PRA の上昇により偽陰性を示す可能性がある．一方，カルシウム拮抗薬や ACE 阻害薬・ARBは偽陰性を増やすとの報告[44]，有意な影響はないとの報告[37]がある．α遮断薬は ARR に影響しないと報告されている[17]．一方で，典型的な PA では各種降圧薬はスクリーニング[48]や AVS による病型診断[49]には影響しないと報告されている．以上から，スクリーニングの際は，降圧薬はレニン・アルドステロンに影響の少ないカルシウム拮抗薬，α遮断薬の単独あるいは併用への変更が望ましいが，ACE 阻害薬・ARB 内服下でも偽陰性の可能性を考慮しつつスクリーニングは可能である．

1）　補足解説

表 4 に現在使用されている CLEIA 法によるアルドステロン測定試薬の特徴および従来の RIA 法と CLEIA 法の換算を示す．記載内容は引用文献での公表されたデータおよび製造販売業者の資料に基づく（令和 3 年 5 月 30 日現在）．本ガイドラインではこれらを参考として，総合的判断に基づき判定基準の数値を策定した．

表 4　CLEIA 法によるアルドステロン測定試薬の特徴と RIA 法と CLEIA 法の換算

キット名（販売名）	ルミパルスプレスト アルドステロン / ルミパルス アルドステロン	アキュラシード アルドステロン・S	デタミナーCL アルドステロン
製造販売業者	富士レビオ	富士フイルム 和光純薬	ミナリスメディカル
測定原理	CLEIA	CLEIA	CLEIA
較正用の基準物質 （NMIJ CRM 6402）[*1]	有	有	無
キットの表現値	LC-MS/MS 相当値	LC-MS/MS 相当値	RIA 相当値 （LC-MS/MS 相当値に 換算可能：$Y = 0.78X$）[*5]
CLEIA 値（X）から RIA 値（Y） への換算式（pg/mL）	$Y = 1.174X + 42.3$[*2] $Y = 1.61X + 31.9$[*4]	$Y = 1.307X + 44.1$[*3]	$Y = 1.0X + 42.3$[*5]
RIA 値（X）から CLEIA 値（Y） への換算式（pg/mL）	$Y = 0.852X - 36.0$[*2] $Y = 0.62X - 19.8$[*4]	$Y = 0.765X - 33.7$[*3]	$Y = 1.0X - 42.3$[*5]
RIA 120 pg/mL に対する CLEIA 値[*6]	66.2 pg/mL[*6-1] 54.6 pg/mL[*6-2]	58.1 pg/mL	77.7 pg/mL
RIA 60 pg/mL に対する CLEIA 値[*6]	15.1 pg/mL[*6-1] 17.4 pg/mL[*6-2]	12.2 pg/mL	17.7 pg/mL

＊1　添付文書　独立行政法人　医薬品医療機器総合機構（https://www.pmda.go.jp/）.
＊2　Nishikawa T. et al.（文献 42）を参考とした製造販売業者による設定.
＊3　Ozeki Y, et al.（文献 43）.
＊4　Teruyama K, et al.（文献 32）.
＊5　西川哲男，桑　克彦（文献 50）.
＊6　RIA 値（X）から CLEIA 値（Y）の換算値（pg/mL）．表の下から 3 段目の換算式を用いて換算（＊6-1：＊2 による換算値；＊6-2：＊4 による換算値）.

3 | 機能確認検査

CQ6 アルドステロンの過剰分泌はどのように診断すれば良いですか

Point 1 スクリーニング検査では偽陽性例が存在することから，機能確認検査によりアルドステロンの自律的過剰産生を証明する（**1B**）

Point 2 機能確認検査はいずれか1種類の陽性の確認が推奨される（**1C**）．陽性検査数と診断の感度・特異度，費用対効果に関するエビデンスはない（**C**）

Point 3 いずれの機能確認検査が最適かの十分なエビデンスはない．利便性，安全性の面からまずカプトプリル試験の実施が推奨されるが，症例ごとに個別に検査を選択する必要がある（**2C**）

エビデンス

ARR による PA のスクリーニングの感度は 64〜94％と良好であるが，偽陽性を 30〜50％に認めるため，アルドステロンの自律的過剰産生を確認する目的で機能確認検査を実施する[51]．機能確認検査として，米国内分泌学会[25]はカプトプリル試験，生理食塩水負荷試験，経口食塩負荷試験，フルドロコルチゾン負荷試験を推奨しているが，わが国ではカプトプリル試験，フロセミド立位試験，生理食塩水負荷試験，経口食塩負荷試験が推奨されている[5,6]．

当初，2種類の検査陽性が PA 診断の要件とされたが，現在ではいずれか1種類の陽性を診断の要件としている[5,6,25]．2種類の機能確認検査の陽性確認は1種類のみの陽性よりも特異度が高いと考えられるが，陽性数と診断の感度・特異度を検証した報告はなく，費用対効果も未確立である．一方，1種類の陽性より2種類の陽性を示す例のほうが心血管イベントのリスクが高いとの報告もある[52]が，今後，多施設・多数例での検証が必要である．1種類の検査が陰性でも PA を確実に否定できないことから，個々の症例の状況に応じて適宜，追加検査の是非を判断する．

機能確認検査間の精度比較に関するシステマティックレビュー・メタ解析にて，カプトプリル試験（CCT）と生理食塩水負荷試験（SIT）の PA の感度，診断特異度に有意差がないこと[53]，中国人を対象に行われた比較試験で両試験の診断精度はフルドロコルチゾン試験と同等であったこと[54]が報告されている．食塩摂取量が 7.6 g/ 日以下の場合，SIT が CCT より APA 診断の陽性尤度比が高いが，それ以上の摂取では陽性尤度比に差を認めなかったとの報告がある[55]．即ち，各検査の感度，特異度は報告により様々で，いずれかの検査が他の検査よりも優れていることを示す明確なエビデンスはない[56]．

各機能確認検査を表5に示す．カプトプリル試験は心不全などで他の検査の実施が不可の場合でも比較的安全に施行可能で，外来でも実施可能である．稀に ACE 阻害薬による血管浮腫の報告があるため，実施に際しては注意を要する．日本内分泌学会[6]，日本高血圧学会のガイドライン[5]は共に負荷後の ARR > 200（RIA 法）を陽性と定めており，本ガイドラインでも，スクリーニングと一致させて PAC（CLEIA 法）/PRA（ARR）≧ 200 を陽性と定めた．しかしながら，CLEIA 法による至適カットオフ値が確立するまでは ARR 100〜200（PAC［CLEIA 法］/ARC の場合は ARR 20〜40）を「ARR 境界域」と位置付けて暫定的に陽性とし（CQ5 参照），個々の症例で患者のニーズと臨床所見（低カリウム血症や副腎腫瘍の有無，年齢など）を総合的に判断し，その後の病型診断の実施の是非と治療方針（CQ22 参照）を慎重に判断する．また，日本内分泌学会では付加的に PAC（RIA 法）> 120 pg/mL の場合も陽性としてきた．しかし，PA 患者での陽性率は ARR を用いた場合に，より高値であると報告[57]され，

多くの場合，ARR のみで判定されていることから，PAC 基準の診断的意義は今後検討を要する．

　生理食塩水負荷試験はカプトプリル試験と共に汎用される機能確認検査である．最近，CLEIA 法にて PAC を測定した検討[44]で，負荷後 PAC のカットオフを各々61.6 pg/mL，78.2 pg/mL とした場合の PA 診断の感度，特異度は，前者が95.4％，80％，後者は86.2％，86.7％と報告された．即ち，PAC ≧ 78.2 pg/mL（CLEIA 法）であれば PA の可能性が極めて高く，＜ 61.6 pg/mL であれば，PA はほぼ否定できるとし，両者の間を「gray zone」としている．わが国ではこれまで RIA 法による PAC 60 pg/mL をカットオフとしてきたが，これは PAC（CLEIA 法）では測定キット毎に異なり，12.2〜17.7 pg/mL に相当[32,42,43,50]し，前述の報告と比較して低値である．それ故，本ガイドラインでは海外の CLEIA による報告[43]も参考とし，SIT での PAC（CLEIA 法）カットオフを従来通り 60 pg/mL とした．CLEIA 法による至適カットオフ値が確立するまでは PAC（CLEIA 法）12〜60 pg/mL は「境界域」として暫定的に陽性とし，個々の症例で患者のニーズと臨床所見を総合的に判断し，その後の病型診断の実施の是非と治療方針（CQ22 参照）を慎重に判断する．生理食塩水負荷試験は臥位で実施すると偽陰性が生じる一方，座位での実施で偽陰性が減少するとの報告[58]がある．しかし，片側性 PA の検出率に体位による差はなく，体位の影響を示すわが国での明確なエビデンスもないことから，個別の患者毎にいずれでも可とし，今後，エビデンスを集積，検討する必要がある．副作用として血圧上昇，血清カリウム濃度低下をきたす可能性があるため，コントロール不良の高血圧，腎不全，心不全，重症不整脈，重度の低カリウム血症の患者では施行しない．

　フロセミド立位試験は，長年わが国において実施されてきたが海外のガイドラインには含まれず，副作用として低カリウム血症，低血圧とそれに伴う検査中の転倒，意識消失の危険性があるため，実施する際はその適応を慎重に判断し，検査中は十分な経過観察が必要である．経口食塩負荷試験は高い診断精度が示されているが，再現性が低いとの報告[59]もあり，実施施設は限定的である．心機能低下例や重症高血圧症例などにおける危険性，蓄尿の煩雑性，腎機能障害例における偽陰性などのデメリットがある．

　以上から，検査の安全性や実施の簡便さを考慮して，まずカプトプリル試験の実施が推奨されるが，症例ごとに合併症や検査実施体制を考慮し，実施検査を適切に選択する必要がある．

表5　機能確認検査の特徴

検査法	利点	欠点	感度[*1]	特異度[*1]
カプトプリル試験	安全	・稀に血管浮腫	70〜100％	68〜95％
生理食塩水負荷試験	比較的簡便	・血圧上昇，低カリウム血症 ・コントロール不良の高血圧，腎不全，心不全，重症不整脈，重度低カリウム血症では禁忌	66〜92％	72〜97％
フロセミド立位試験	-	・低カリウム血症，低血圧	不明	不明
経口食塩負荷試験	比較的簡便	・血圧上昇，低カリウム血症 ・コントロール不良の高血圧，腎不全，心不全，重症不整脈，重度低カリウム血症では禁忌 ・蓄尿の信頼性不十分，腎不全で偽陽性	96％？ （エビデンス不十分）	93％？ （エビデンス不十分）

＊1　文献での報告をまとめた数値．

1）　補足解説：アルドステロン測定法の変更に伴うガイドラインにおける判定基準の修正

（1）　臨床判断の基準としての PAC（CLEIA）測定値

　血中ホルモンの微量測定法としては長年，ラジオイムノアッセイ（RIA）が主流であったが，近年，アイソトープを用いない測定法への移行が加速化している．アルドステロンの測定法も RIA であっ

たが，2021年4月以降キットが発売中止となり，全面的にnon-RIA法である化学発光酵素免疫法（CLEIA法）に変更された．従来のRIAとは異なり，CLEIA法はアルドステロンの標準物質とのトレーサビリティ（定量性が一致していること）が確認されており，かつ「真の値」に最も近似し，海外でも標準的に用いられているLC-MS/MS（液体クロマトグラフィー・タンデム質量分析法）とも良好な相関を示すことから，本ガイドラインでは，「CLEIA法によるPAC測定値（PAC［CLEIA法］）」を臨床判断の基準とすることを推奨する．

(2) 判断基準の見直し

測定法の変更に伴い，臨床判断の基準値（カットオフ）の見直しが必要となる．本ガイドライン委員会では，①アルドステロン標準委員会での検討結果，②PAC（RIA法）とPAC（CLEIA法）との相関に基づく補正，および③補正すべき従来の基準値策定の根拠と測定法，の3点を考慮し総合的見地から見直しを行った（詳細は本文参照）（表6）．

表6 従来の判定基準と新判定基準の比較表

	従来の基準	新基準
スクリーニング陽性基準	① PAC（RIA法）/PRA比（ARR）> 200 かつ PAC（RIA法）> 120 pg/mL	① PAC（CLEIA法）/PRA比（ARR）≧ 200 かつ PAC（CLEIA法）≧ 60 pg/mL 但し，ARR[*2] 100〜200 を「ARR境界域」とし PAC（CLEIA法）≧ 60 pg/mL を満たせば，暫定的に陽性とする[*3] ② PAC（CLEIA法）/ARC比（ARR）≧ 40 かつ PAC（CLEIA法）≧ 60 pg/mL 但し，ARR[*2] 20〜40 を「ARR境界域」とし PAC（CLEIA法）≧ 60 pg/mL を満たせば 暫定的に陽性とする[*3]
カプトプリル試験陽性基準	①負荷後（60分または90分）ARR[*1] > 200 ② PAC（RIA法）/ARC > 40 ③ PAC（RIA法）> 120 pg/mL	①負荷後（60分または90分）PAC（CLEIA法）/PRA比（ARR）≧ 200 但し，ARR[*2] 100〜200 を「ARR境界域」とし暫定的に陽性とする[*3] ②負荷後（60分または90分）PAC（CLEIA法）/ARC比（ARR）≧ 40 但し，ARR[*2] 20〜40 を「ARR境界域」とし暫定的に陽性とする[*3]
生食負荷試験陽性基準	負荷後（4時間）PAC（RIA法）> 60 pg/mL	負荷後（4時間）PAC（CLEIA法）≧ 60 pg/mL 但し，PAC（CLEIA法）12〜60 pg/mL を「PAC境界域」とし暫定的に陽性とする[*4]
フロセミド立位試験	①負荷後（2時間）PRA < 2.0 ②負荷後（2時間）ARC < 8.0	従来と同じ
経口食塩負荷試験陽性基準	尿中アルドステロン > 8 μg/日[*5] （尿中Na > 170 mEq/日）	尿中アルドステロン > 6 μg/日[*6][*7] （尿中Na > 170 mEq/日）

＊1 PAC（RIA法）を用いて算出したARR.
＊2 PAC（CLEIA法）を用いて算出したARR.
＊3 症例毎に個別に検査・治療方針を判断（PAC［RIA法］によるARR 200は概ねPAC［CLEIA法］によるARR 100に相当する．当面の間，境界域も暫定的に陽性とし，患者ニーズと臨床所見（特に，低カリウム血症や副腎腫瘍の有無）を考慮して，総合的に検査・治療方針を決定する［CQ5，CQ6参照］.
＊4 症例毎に個別に検査・治療方針を判断（PAC［RIA法］60 pg/mL は PAC［CLEIA法］では60より低値になるが，測定キット間での差異が十分に検証できていないため暫定的に境界域を設ける．境界域の場合は当面は暫定的に陽性とし，高血圧の重症度，低カリウム血症や副腎腫瘍の有無などを考慮して，総合的に判断する）.
＊5 RIA法によるアルドステロン測定値
＊6 ルミパルス®で測定した場合のCLEIA法によるアルドステロン測定値.
＊7 1日尿量を1.5 Lとした場合の参考値．本試験に関するCLEIA法測定値によるエビデンスは未確立.

どのような症例で機能確認検査を省略できますか

Point 1 スクリーニング陽性例で，低カリウム血症（血清カリウム濃度 < 3.5 mEq/L），PAC 基礎値高値（PAC［RIA 法］> 200 pg/mL；PAC［CLEIA 法］> 100 pg/mL），およびレニンが検出限界以下のすべてを満たす場合は，機能確認検査を省略して PA の確定診断が可能である（**2B**）

🔍 エビデンス

　アルドステロンの過剰分泌を確認するには原則として機能検査の実施が推奨される（CQ6 参照）．しかし，スクリーニング陽性の全例で必ずしも機能確認検査は必須でないとされる．日本高血圧学会 JSH2019 では，ARR > 1000 かつ PAC > 200 pg/mL（ともに RIA 法）の時は機能確認検査を行わずに PA の確定診断可能としている[5]．米国内分泌学会のガイドラインでは，低カリウム血症，PAC > 200 pg/mL，レニン検出限界以下の時には機能確認検査を行わずに PA と確定診断可能としている[25]．フランス内分泌学会のガイドラインでは，スクリーニング陽性（ARR > 300 かつ PAC 基礎値 > 90 pg/mL）で，異なる 2 機会の PAC 基礎値が 200 pg/mL 以上であれば機能確認検査を行わずに PA の確定診断可能としている[60,61]．わが国の多施設共同研究 JPAS の PA 患者 2340 名のデータを用いてカプトプリル試験もしくは生理食塩水負荷試験が陽性となる条件を検証した結果，PAC（RIA 法）> 308.5 pg/mL（PAC［CLEIA 法］171 pg/mL）で PRA 0.6 ng/mL/h 以下であれば機能確認検査を省略可能と報告[62]されている．また，日本人の PA 252 名と非 PA 75 名を対象にして検討し，PAC（RIA 法）> 300 pg/mL（PAC［CLEIA 法］166 pg/mL）の症例または PAC（RIA 法）が 200〜300 pg/mL（PAC［CLEIA 法］100〜166 pg/mL）かつ低カリウム血症がある症例では，全例 PA であり機能確認検査は不要であった[63]．さらに，PA518 例と非 PA 266 例を対象にした検討にて，PAC（RIA 法）> 200 pg/mL，ARC < 2.5 μIU/mL（PRA 0.4 ng/mL/h）および低カリウム血症がある例では機能確認検査を省略して PA と確定診断が可能であることを示した[64]．なお，レニン検出限界以下は用いた測定法のそれに準ずるが，臨床的には PRA < 0.5 ng/mL/h，ARC < 2.5 pg/mL を目安とする．

CQ8 どのような症例でデキサメタゾン（DEX）抑制試験が必要ですか

Point 1 PA にコルチゾール自律性分泌が合併した場合，AVS の診断や治療方針に影響するため，CT で明確な副腎腫瘍を認める場合は，1 mg DEX 抑制試験の実施が推奨される（**2C**）

🔍 エビデンス

　PA におけるコルチゾール共産生の頻度は評価法により異なるが，PA 全体では 3.9〜77.6%[65]，片側性 PA では 23.4%[20]との報告がある．また，わが国からの報告では，アルドステロン産生腺腫（APA）に対する副腎摘出後の腫瘍の病理学所見上，多くの症例でコルチゾール産生に関わるステロイド合成酵素である CYP17A1（n = 21/21,100%），CYP11B1（n = 17/21,81%）が陽性であることが示されている[66]．コルチゾール・アルドステロン同時産生腫瘍はアルドステロン単独を産生する腺腫と比較して腫瘍径が大きく（> 2.0 cm），耐糖能異常，骨粗鬆症，蛋白尿，心血管イベントを合併する頻度が多い

特徴がある[16,20,67-70]．また，アルドステロン産生腺腫（APA）におけるコルチゾールの同時産生は，反対側副腎におけるコルチゾール産生を抑制することから，AVS の結果の解釈や，副腎摘出後のステロイド補充の必要性の判断に影響を与えるため，事前にコルチゾールの自律分泌の有無を確認することが重要である．Expert consensus statement[71]においても，腫瘍径が大きい（> 3.0 cm）APA では，Cushing 症候群あるいはサブクリニカル Cushing 症候群の合併を除外するため，AVS 実施前の 1 mg デキサメタゾン（DEX）抑制試験（一晩法）の実施は必須としている．しかしコルチゾール同時産生例では，アルドステロンとコルチゾールの過剰分泌が必ずしも同側とは限らない事から[67]，適切な局在診断が必要である（CQ10，CQ16 参照）．

以上より，APA においてコルチゾールの同時産生を高率に認めることから，CT で明確に副腎腫瘍（通常，径 1 cm 以上）を認める場合は，1 mg DEX 抑制試験の実施が推奨される．DEX 1 mg 後のコルチゾール ≧ 1.8 µg/dL の場合にコルチゾール過剰産生と診断する[72]．

| 4 | 病型・局在診断

CQ9 病型・局在診断の目的は何ですか

Point 1 外科的治療によりアルドステロン過剰の正常化，高血圧の治癒・改善，臓器障害の改善・防止が期待できる片側性 PA の診断のために実施が推奨される（**1A**）

エビデンス

PA が片側性病変の場合，病側の副腎摘出術はアルドステロンの過剰を正常化し，高血圧の治癒や降圧薬減量が可能となる最適の治療法である．片側性病変に対する治療として，副腎摘出術は MR 拮抗薬による薬物治療よりも，生化学的，臨床的アウトカム，臓器障害の進展予防，生命予後の点で優れていると報告されている[73,74]（CQ17，CQ23 参照）．それ故，PA における病型・局在診断の目的は，片側性 PA の診断が目的である．

CQ10 最も適切な病型・局在診断法は何ですか

Point 1 手術を考慮する場合は，最も確実な機能的病型・局在診断法として AVS の施行が推奨される（**1A**）

Point 2 患者背景，臨床データ，CT などの画像所見の組み合わせによる予測モデルにより，病型の推定が可能（**2C**）であるが，確実な局在・病型診断には AVS の実施が推奨される．

エビデンス

AVS と CT または MRI による診断の一致率は 38〜81%[61,75-77]で，CT/MRI のみで診断した場合の正診率は低い．システマティックレビューでも CT および MRI では 37.8% が正しく診断できなかったと報告[78]され，片側性病変の検出において，AVS（感度 95%，特異度 100%）[25]は CT/MRI より有用である．わが国の多施設共同コホート研究（JPAS）における 1591 例の PA 患者の検討では，AVS と CT

の結果が一致する割合は，片側性病変では50.8％（297/654）であったのに対して，両側性病変でCT所見が正常な群では85.4％（768/899）であった[76]．一方，年齢との関連では，358人の低カリウム血症を有するPA患者において，CTとAVSの病型診断が一致した割合は35歳未満では90％（27/30），35〜40歳では79％（31/39），40歳以上では69％（198/289）であった．手術アウトカムに基づくCTの正診率は35歳未満では100％（30/30）で，35〜40歳では87％（34/39）であった[79]．さらに，術後の生化学的治癒率はCTよりもAVSが優れている事も報告されている[80]．以上より，片側副腎摘除術を考慮する場合はAVS施行が推奨されるが，35歳未満で，低カリウム血症，PAC高値，CTにて片側性病変を有する場合は，AVSを省略することも可能である（CQ12参照）．

　AVS以外の臨床所見のスコア化により病型を予測する試みもされている．JPAS研究における1936例のPA患者を，病型予測スコア作成群1290例とスコア診断確認群646例に分け，血清カリウム濃度＞3.9 mmol/L（4点），3.5-3.9 mmol/L（3点），CTにおける副腎結節なし（3点），PAC（RIA法）基礎値＜210.0 pg/mL（2点），基礎値ARR＜620（2点），女性（1点）としてスコアリングした場合，8点以上の症例において陽性予測率93.5％で両側性病変と診断できることが示された[81]．393例のPA患者でCT腫瘍なし群において，女性，ARR≦550，血清カリウム濃度≧3.8 mmol/Lは両側性病変の独立した因子で，各項目を1点とすると，3要件を満たした例ではROC解析により感度29％，特異度96％で両側性の可能性が高いことが示された[75]．1591例のPA患者において，CTとAVSの局在診断が一致する確率は，CTで片側性腫瘍があり低カリウム血症の場合は70.6％（266/377），正カリウム血症の場合は23.8％（66/277），一方，CT両側正常で低カリウム血症の場合は38.1％（90/236），正カリウム血症の場合は6.2％（41/663）であった[76]．これらの予測モデルはAVS適応の参考所見として有用であるが，現時点ではAVSと同等の診断能を有するものはなく，確実な局在・病型診断にはAVSの実施が推奨される．しかし，AVSが侵襲的検査であることから，今後予測モデルの診断能の検証と向上が期待される．

　AVSの主要な目的は手術希望例における病型診断，特に片側性PAの診断であるが，その侵襲性や費用を考慮すれば，実施した結果が治療方針決定に有効に活用される必要がある．最近，日欧の比較共同研究[12]により，片側性PAと診断された例の約1/4が様々な臨床所見に基づき，手術適応とならなかったことが報告された．AVS実施に際しては，さらに十分なインフォームド・コンセントと臨床所見を慎重に判断し，AVSの実施適応を決定することが推奨される．

CQ11　画像検査の特徴と標準的な実施方針は何ですか

Point 1 副腎腺腫検出における CT と MRI の感度・特異度の差を示す明確なエビデンスはないことから，まず，実施が容易かつ費用が安価な CT が推奨される（**1B**）

Point 2 臨床的に AVS 実施が予想される場合は，空間分解能が高く，撮影時間の短縮による患者負担の軽減と副腎静脈の確認が可能な造影ダイナミック multi-detector row CT（MDCT）が推奨される（**2C**）

Point 3 CKD ステージ G4 以上の例では造影剤腎症の発症リスクが高い．有益性が危険性を上回り，実施する必要性が高い場合は，十分なインフォームド・コンセントの上で，検査前に生理食塩水の点滴静注が推奨される（**1A**）

Point 4 副腎腫瘍を認める典型的な PA 患者において，AVS が実施困難，不成功あるいは患者がその実施を希望しない場合は，補完的にデキサメタゾン抑制副腎シンチグラフィ SPECT あるいは SPECT/CT の実施を考慮する（**2C**）

エビデンス

　PA の機能確認検査が陽性の患者で，手術希望かつ手術適応がある場合は，片側性か両側性かの病型診断が必要である．米国内分泌学会のガイドライン[25]は病型決定，副腎癌の鑑別，AVS を実施する放射線科医，手術を実施する外科医が解剖学的情報を得るために CT が必須とし，日本内分泌学会も副腎腫瘍の確認と鑑別診断に腹部 CT の実施を推奨している[6]．CT と MRI の比較では，CT による局在診断の感度 85％，特異度 95％，陽性的中率（PPV）95％，陰性的中率（NPV）86.5％，MRI による感度 85％，特異度 95％，PPV 89.5％，NPV 86.5％であり，PPV 以外の項目は差がなかった[82]．そのためまず検査時間が短くかつ費用が安価な CT が第一選択の画像検査として推奨される．PA は腫瘍サイズが小さいため thin slice CT が推奨される．ただし，副腎は非機能性腺腫の発生頻度が高く，一方，CT で検出できないアルドステロン産生ミクロ腺腫も存在することから PA における CT の感度，特異度は高くない．最終的な病型診断のためには AVS の実施が推奨される[77,83]．CT による被曝の影響を懸念し，小児，妊婦では MRI が推奨される．ただし胎児の安全性の面から妊娠 4 か月未満では MRI を実施しない．

　multi-detector row CT（MDCT）は一度に多数の断層画像を得ることで撮影時間の短縮と患者負担の軽減が可能であるとともに，空間分解能が高く，3D 画像を作成できるため single-detector row CT（SDCT）より，感度・特異度ともに優れている．さらに造影ダイナミック MDCT では右副腎静脈の走行の確認が可能で，AVS の成功率の向上に有用である[84,85]．以上より，手術希望があり AVS 実施が予想される場合は，造影ダイナミック MDCT が推奨される．

　CKD 患者に造影剤を使用する際には造影剤腎症（Contrast-induced nephropathy；CIN）に注意が必要である．CKD 診療ガイドライン 2018[86]には CKD ステージ G3a 以上（eGFR ＜ 60 mL/min/1.73 m^2）では CIN 発症リスクが高く，eGFR ＜ 45 mL/min/1.73 m^2 や造影剤投与量が多いとリスクはさらに高いと記載されている．一方，腎障害患者におけるヨード造影剤使用に関するガイドライン 2018[87]，米国放射線医会の造影剤に関するガイドライン[88]では，近年，造影剤の経静脈的投与は従来考えられていたよりも CIN 発症リスクが低いことが明らかになっており，eGFR ≧ 30 mL/min/1.73 m^2 であれば CIN を発症する可能性は低いと記載されている．ただし eGFR ≧ 30 mL/min/1.73 m^2 であっても CIN 発症リスク因子（加齢，eGFR ＜ 60 mL/min/1.73 m^2 の糖尿病等）を評価し適切な予防策を講ずることが推奨

される．CIN 発症リスクが高い患者における CIN 予防には生理食塩水投与，重炭酸ナトリウムが推奨されており[88-90]，飲水は効果のエビデンスが不十分であるため推奨されない[86-88]．ヨード造影剤，ガドリニウム造影剤によるアレルギー反応等の急性副作用発生リスクが高い患者では，リスク軽減のために，十分なインフォームドコンセントを得た上で，推奨されるステロイド，抗ヒスタミン剤による前投薬を検討する[88,89]．ヨード造影剤アレルギーを有する患者の AVS においてガドリニウム造影剤が有用であるとの報告[90]があるが，わが国では保険診療の適用外である．

PA に対する副腎シンチグラフィ（I-131-Norcholesterol，NP-59)はデキサメタゾン抑制下で実施される．従来のプラナー画像と比べて，Single-photon emission computed tomography（SPECT/CT）を用いた病型診断は感度，PPV ともに向上している（プラナー画像：感度 40.9％，特異度 66.7％，PPV 75.0％，NP-59 SPECT/CT：感度 81.8％，特異度 66.7％，PPV 85.7％)[91,92]．そのため手術希望および適応があるものの，ヨードアレルギーその他の理由で AVS 施行が不可能な症例，AVS を希望しない症例，AVS の結果判定が不可の症例では，デキサメタゾン抑制副腎シンチグラフィは AVS の代替になり得る．ただし，プラナー画像の定量化検討では NP-59 の集積は主に腫瘍径と相関しアルドステロン産生能との相関は弱い[93]，検査が可能な施設が限定される，耐糖能異常を有する症例での高血糖誘発の懸念，などの欠点がある．さらに米国では施行できないため米国内分泌学会のクリニカルガイドライン[25]には記載がない．

CQ12 どのような症例で副腎静脈サンプリング（AVS）を行うことなく病型・局在診断，治療を行うことを考慮しますか

Point 1　典型的な PA の臨床所見（低カリウム血症，副腎腫瘍，PAC 高値など）を呈する 35 歳未満の例では片側性の可能性が高いことから，十分なインフォームド・コンセントの上で，AVS を省略し，片側副腎摘出術を考慮することが可能である（**2B**）

Point 2　CT で副腎腫瘍を認めない血清カリウム濃度正常症例においては両側性の頻度が高いため，他の臨床像（性別，年齢，BMI，PAC，ARR，機能確認検査結果など）も参考に，十分なインフォームド・コンセントの上で，局在診断を回避し，薬物治療を選択することも可能である（**2B**）

🔍 **エビデンス**

臨床所見から，各々，片側性あるいは両側性の確率が極めて高い患者では，AVS の回避を考慮する．まず，米国内分泌学会のガイドラインでは，35 歳未満，低カリウム血症（< 3.5 mmol/L），PAC 高値（≧ 300 pg/mL），CT で片側副腎に腫瘍を検出，のすべてを満たす場合，AVS を省略し腫瘍側の片側副腎摘除が可能とされている[25]．この事はわが国の大規模観察研究（JPAS study）でも検証され，35 歳未満，低カリウム血症（< 3.5 mmol/L），PAC 高値（基準値上限以上），CT で片側副腎に 1 cm 以上の腫瘍を検出する場合，腫瘍側の片側副腎摘除により全例良好なアウトカムが得られたことが報告されている[79]．35 歳未満，低カリウム血症（< 3.5 mmol/L），PAC 高値（≧ 200 pg/mL，RIA 法），CT で片側副腎に腫瘍を検出する場合，十分なインフォームドコンセントの上で AVS の省略が可能と考えられる．35 歳以上では非機能性腺腫の割合が増加することから，局在診断には AVS の実施が推奨される．

一方，臨床所見から両側性 PA を予測する試みも多くなされている．前述の JPAS study では，CT

で副腎腫瘍を認めず血清カリウム濃度正常（≧ 3.5 mmol/L）の症例において，片側性の頻度は 6.2% と低く，AVS の推奨度が低いことが示された[76]．これに加え，PAC 基礎値上昇が軽度（< 210 pg/mL，RIA 法）[81]，ARR 上昇が軽度（< 550）[75]，肥満[94,95]（BMI > 25，特に 40 歳未満の男性[96]），女性[75]（特に 60 歳以上[96]），などが両側性を予測する因子として報告されている．これらの因子の組み合わせたスコアリングにより局在診断予測能が報告されており，CT で副腎腫瘍を認めないこと，血清カリウム濃度が正常であることが両側性を予測する重要な因子として用いられている[75,81,94]．

　PA の手術に先立つ局在診断において，AVS は安易に省略すべきものではない．一方，AVS にて片側性であっても薬物治療が選択される例が少なくない事，その判断が AVS 実施以前から明らかな種々の臨床所見に基づく事が報告[12]されている．それ故，臨床的に片側性あるいは両側性の可能性が極めて高い例，血圧コントロールが良好，血清カリウム濃度が正常，種々の合併症があるなどの例では，画一的に AVS を施行するのではなく，個々の患者の希望や状態を考慮し，実施することの利益と不利益，治療選択の方針などにつき，十分なインフォームドコンセントの上で AVS の実施適応を検討し，治療選択することが重要である．

┃ 5 ┃ 副腎静脈サンプリング

CQ13 副腎静脈サンプリング（AVS）の成功率を向上させる方法はありますか

Point 1 経験豊富な術者のいる専門医療施設での標準化されたプロトコルによる AVS の実施が推奨される（**1A**）

Point 2 術前の MDCT による副腎静脈の解剖所見の確認，ACTH 負荷によるカテーテル挿入の成否判定，術中の造影による副腎静脈へのカテーテル挿入の確認，術中迅速コルチゾール測定などにより，AVS の成功率を向上させることが推奨される（**1C**）

エビデンス

　PA の最も標準的な病型診断法は AVS であるが，侵襲度が高く技術的習熟を要する．それ故に，その成功率を向上するための様々な工夫[6]と経験豊富な術者のいる専門医療施設での標準化されたプロトコルが必要である[96-98]．ACTH 負荷を行わない AVS では，午前中に検査を行い，ストレスの影響を除外するために，安静や必要に応じて鎮静剤の投与も考慮する．AVS の採血を，検査開始後 15 分以上待つことも必要である[71]．副腎静脈のカテーテル挿入も，右副腎静脈から左副腎静脈へ連続して行う連続法と，2 本のカテーテルを用い，左右副腎静脈からの採血を同時に行う同時法がある．血液サンプルの取集は，カテーテルからの自然落下で行うか，注射器で吸引（2.5 cc 程度の小さな注射器で，緩徐に吸引）するかなどを，きめ細かく，事前に決めておき，検査を円滑に進めることも AVS 成功に重要である．同時法と連続法で成功率の違いを検討した報告はない．

　ACTH 負荷は AVS 術中のカテーテル挿入の成否判定を容易にする[71,99,100]が，ACTH 負荷法もあらかじめ決めておく必要がある（CQ14 参照）．AVS 術中の造影による副腎静脈へのカテーテル挿入の確認は成否判定に有用であるが，副腎静脈の損傷をしないように，ゆっくりと造影することが重要である[98]．AVS 術前（あるいは術中）の MDCT による副腎静脈の解剖所見の確認は成功率を向上させる[84,101-106]．術中迅速コルチゾール測定による適正なカテーテル挿入の確認は，AVS の成功率の向上に寄与することが報告されている[84,94,107]（**表 7**）．

表7 副腎静脈サンプリングの成功率を向上させる方法

1	経験豊富な専門医療施設での実施
2	術前の MDCT による副腎静脈の解剖所見の確認
3	ACTH 負荷(カテーテル挿入の成否判定を容易にする)
4	術中造影による副腎静脈へのカテーテル挿入の確認
5	術中迅速コルチゾール測定の実施

CQ14 副腎静脈サンプリング(AVS)施行時に副腎皮質刺激ホルモン(ACTH)負荷は必要ですか

Point 1 Selectivity Index (SI:副腎静脈と下大静脈または末梢静脈血とのコルチゾール濃度の比)が増加し,AVS の成否判定が容易になるため ACTH 負荷が推奨される(**1B**)

Point 2 ACTH 負荷が局在診断能を向上させるとの明確なエビデンスは無い(**C**)

エビデンス

AVS における ACTH 負荷の目的は,①ストレスに伴うアルドステロンの分泌変動による影響を最小化させる,②副腎静脈と下大静脈でのコルチゾールの濃度勾配を明確にする,③アルドステロン産生腺腫においてアルドステロン分泌を最大化させる,が挙げられ,ACTH 負荷を行うことにより AVS の成否判定が明確になることから,世界の主要な施設の過半数が ACTH 負荷を実施している[108].

AVS の成否判定基準は Selectivity Index (SI,副腎静脈と下大静脈または末梢静脈とのコルチゾール濃度の比)で判定される(CQ15 参照).SI のカットオフ値により成功判定される割合が大きく変わるが,いずれの SI のカットオフ値についても ACTH 負荷後に AVS の成功判定率の上昇を認めており[100],ACTH 負荷により AVS の成否判定が明確になることから AVS に際しては ACTH 負荷の実施が推奨される.

ACTH 負荷が局在診断に与える影響については,同一患者内での ACTH 負荷前後の Lateralized Ratio (LR,副腎静脈のアルドステロン / コルチゾールの左右比)の変化を比較した研究において,ACTH 負荷後に両側性と診断される割合が多くなることが示された[109].最終診断に対する正診率は ACTH 負荷後の方が高くなるとの報告と[110,111],逆に低くなるとの報告がある[112].わが国における多施設研究では ACTH 負荷前の局在診断が片側性であった症例の 22% (n = 54/245)が ACTH 負荷後には両側性となり,ACTH 負荷前後でいずれも片側性であった症例に比べて ACTH 負荷後に両側性に変化した症例では術後アウトカムが悪く,病理上も腺腫の割合が低かった.しかし,負荷前後で片側から両側に変化した症例の中で ACTH 負荷前 LR が 8.3 以上の症例では術後アウトカムが良好であったことから,ACTH 負荷前の LR も一定レベル以上の場合,局在判定に有用と報告されている[109].

ACTH 負荷の方法には静注法[110,113],点滴静注法[114],その併用法(静注後点滴)[111,112]の 3 種類があり,各施設の実情に合わせて選択する.術者が AVS の手技に習熟している場合は静注法,手技に習熟しておらず採血に時間を要する場合は点滴静注法または両者の併用が推奨される[71].ACTH 投与量は低用量より高用量での成功率が高い[113]ことから,静注では 250 μg が推奨され,点滴静注法では,250 μg を 3 時間から 5 時間(50~80 μg/h)で投与する.ACTH 負荷から採血までの時間は 15~30 分[110,112-114]とし,静注法の場合,45 分~60 分経過しても採血ができない場合は点滴静注を追加する.局在診断における実施法間の優劣は確立されていない.

CQ15 副腎静脈サンプリング（AVS）のカテーテル挿入の成否判定にはどの指標が推奨されますか

Point 1 カテーテル挿入の成功の判定には Selectivity Index（SI：副腎静脈と下大静脈または末梢静脈血とのコルチゾール濃度の比）を用い，ACTH 負荷前は SI ≧ 2，ACTH 負荷後は SI ≧ 5 の場合に成功と判定する（**1C**）

🔍 エビデンス

　AVS におけるカテーテル挿入成功の判定は，一般に Selectivity Index（SI，副腎静脈と下大静脈のコルチゾール濃度の比）を指標とする．SI のカットオフ値は，ACTH 負荷前は 1.1〜3.0，ACTH 負荷後は 2.0〜5.0 と報告されている[78]．世界の代表的専門施設へのアンケート調査では，SI のカットオフ値として，ACTH 負荷前は 2.0，ACTH 負荷後は 3.0 または 5.0 とする施設が最も多かった[109]．ACTH 負荷後の SI のカットオフ値を 5.0 とした場合に最も正しい局在診断ができると報告されている[115]．また，同一患者内での ACTH 負荷前後の SI の変動を比較した解析にて，ACTH 負荷後の SI 5.0 に対応する負荷前の SI は 1.4 との報告もある[116]．本ガイドラインでは，判定の信頼度を高めるため，カテーテル挿入の成否の判定における SI のカットオフ値として一般的に汎用され，より厳格な値である ACTH 負荷前 2.0，ACTH 負荷後は 5.0 を推奨する．

　SI により両側カテーテル挿入成功と判定されても，副腎静脈のアルドステロン / コルチゾール比（A/C）が両側で下大静脈の A/C より低値である例が経験され（apparent bilateral aldosterone suppression：ABAS），正しい局在判定が困難なことがある[117]．その原因として静止期（内因性 ACTH の影響で副腎静脈のアルドステロンが変動し低値となった時点）での採血，副腎静脈内での希釈，副腎静脈以外の導出静脈の存在などが考えられ，ACTH 負荷によってその頻度が低下する．ABAS を認めた場合，必要に応じて AVS 再検，segmental AVS，副腎静脈以外の導出静脈での採血などを検討する．

　片側の副腎静脈へのカテーテル挿入が不成功の場合，成功側の副腎静脈と下大静脈の A/C の比（≧ 5.5 であれは同側優位，≦ 0.5 であれば対側優位）[118,119] によって局在判定が予測できるという報告があり，また右副腎静脈へのカテーテル挿入が不成功の場合，左副腎静脈と下大静脈の A/C の比と左副腎静脈の A/C の組み合わせ（≧ 1 かつ＞ 68 であれば左優位，＜ 1 かつ＜ 9 であれば右優位）[120] によって局在判定が予測できるという報告がある．これらの方法による判定の信頼性はさらに検証が必要であるため，AVS の再検を考慮する．

　コルチゾール産生腫瘍を合併し対側副腎静脈のコルチゾールの抑制が疑われる場合，副腎静脈のアルドステロン濃度が下大静脈（末梢血）より明らかに高値（7.2 倍〜510.5 倍[121]，77.5 倍[122]）の症例ではカテーテル挿入成功とする報告があるが，カットオフ値は示されていない．

Point 1 局在判定の指標として ACTH 負荷後 Lateralized Ratio（LR：［アルドステロン（A）/ コ
チゾール（C）］高値側 /［A/C］低値側）＞ 4 をカットオフ値として手術適応を決定す
る（**1B**）．ACTH 負荷後 Contralateral Ratio（CR：［A/C］低値側 /［A/C］下大静脈末
梢側）＜ 1 を有用なカットオフ値とする報告もあり，手術適応の判断をより厳密にす
る場合は CR ＜ 1 を加える（**2B**）

Point 2 ACTH 負荷後 LR が境界域（2〜4）である場合，ACTH 負荷前後あるいは判定基準間で
局在判定が乖離した場合は，CR ＜ 1，副腎静脈血中 PAC および臨床所見（低カリウ
ム血症，副腎 CT 所見，年齢など）を考慮して，総合的に局在判定する（**1B**）

Point 3 コルチゾールの同時産生を認める場合は，血中アルドステロン / コルチゾール比（A/
C）による局在判定に影響する可能性があるため，LR に加えて副腎静脈血中 PAC や
その左右比などを考慮して総合的に局在判定することが推奨される（**1C**）

🔍 **エビデンス**

　AVS による局在判定の指標として，ACTH 負荷後 Lateralized Ratio（LR）（［アルドステロン（A）/ コ
ルチゾール（C）］高値側 /［A/C］低値側）＞ 2.6〜4，Contralateral Ratio（CR）（［A/C］低値側 /［A/C］
下大静脈末梢側）＜ 1 に加え，ACTH 負荷前 LR ＞ 2，副腎静脈血中アルドステロン（PAC）＞
14,000 pg/mL（RIA 法）等の有用性が報告されている[6,10]．これらのエビデンスを評価した結果，「わが
国の原発性アルドステロン症の診療に関するコンセンサス・ステートメント」では ACTH 負荷後 LR
＞ 4 かつ CR ＜ 1[6]，米国内分泌学会では ACTH 負荷後 LR ＞ 4[25]をカットオフ値として手術適応を決
定することが推奨された．局在判定指標としての LR ＞ 4 の妥当性は手術例で検証され，高齢者にお
いても生化学的治癒と術後 6 か月のアウトカムの独立した予測指標となることが報告された[123]．ま
た，片側性 PA の予後を国際的な枠組みで検証した PASO 研究でも LR ＞ 4 は採用[124]されており，手
術適応決定のカットオフとして LR ＞ 4 が推奨される．一方，CR ＜ 1 は LR ＞ 4 と比べ，治療アウ
トカムの独立した予測指標であることは確認されていないが[125]，手術適応をより厳格化するには，
LR ＞ 4 との組み合わせが推奨される．

　ACTH 負荷後 LR ＞ 2.6〜3 を片側性 PA とする報告[6,25]があるが，LR 2〜4 は本態性高血圧でも認め
る所見[126]であることから，単独での判定は推奨されない．診断精度を向上させる方法としては，CR
＜ 1[6]の追加が推奨される．片側性 PA を予測する臨床指標として，血清カリウム濃度＜ 3.5〜＜
3.8 mEg/L，CT における径 10 mm 以上の片側副腎腫瘍，35 歳未満，女性，ARR ＞ 550 などがあ
る[75,76]．径 10 mm 以上の片側副腎腫瘍と低カリウム血症を有する例は，これらを認めない症例と比較
して，片側性である確率は 36.4 倍とされ，特に 35 歳未満の対象症例では片側副腎腫瘍と低カリウム
血症を伴う全例が片側性 PA であったとの報告[76]があり，局在判定の参考とする．

　コルチゾールを同時産生する腫瘍の場合，対側副腎のコルチゾール分泌が抑制されるため，Selec-
tivity Index は低下する．また対側副腎の A/C 比が増加し腫瘍側の A/C 比が低下する結果，LR は低下
して偽陰性となりうる[6,123]．従って LR に加えて副腎静脈血中 PAC やその左右比などを考慮して総合
的に局在判定することが推奨される．PA におけるコルチゾール同時産生の頻度は評価方法や対象症
例により異なり，3.9〜77.6％と，報告により大きく異なる．しかし，1 mg DEX 抑制試験の判定基準
を血中コルチゾール＞ 1.8 μg/dL とした場合，全 PA の 21.7〜23.4％，片側性 PA の 28.9％に認めら

る[20,65] ことから，CT で明確な副腎腫瘍を認める場合は，AVS 実施前に DEX 抑制試験の実施が推奨される（CQ8 参照）．またアルドステロンとコルチゾールの自律分泌側が一致するとは限らない点にも留意する．

6 治療・予後

CQ17 原発性アルドステロン症（PA）の治療方針は何ですか

Point 1 片側性 PA では，病態の治癒，過剰アルドステロン分泌と高血圧の正常化，臓器障害の改善と進展防止が期待できるため，患側副腎摘出術が推奨される（**1A**）

Point 2 両側性 PA や手術の適応・希望がない場合は，MR 拮抗薬を中心とする薬物治療を行う（**1A**）

Point 3 薬物治療では，血圧と血清カリウム濃度の正常化，PRA 抑制の解除を目安に MR 拮抗薬を投与すると共に，腎機能障害などの臓器障害の改善や増悪に関する慎重な経時的評価が必要である（**1B**）

エビデンス

　片側性 PA では，CT 所見や腫瘍サイズにかかわらず，病変側副腎摘出によりアルドステロン過剰や低カリウム血症などを改善させることができる（生化学的治癒）[5,25,124]．国内外の多施設の検討で，その割合は 94％ と報告されている[125]．生化学的治癒の判定時期に明確な基準はないが，通常，PAC は術後早期（1 週間程度）に有意な低下を認め，特に，CLEIA 法では測定感度以下になる．一方，レニンの抑制解除，対側副腎のアルドステロン分泌抑制の解除には，治療前の高アルドステロン血症の程度と罹病期間などに影響されるが，通常，1〜3 か月以上を要する．高血圧の治癒率は約 30〜52％ に止まり（臨床的治癒）[25,127]，特に高齢者では国内の多施設の検討で 18％ と報告されている[123]．これは，高血圧に関わる様々な生活習慣[5,124] に加えて，閉塞性睡眠時無呼吸（OSA），腎障害，肥満症などの合併によると考えられている[21,123,128]．PA の OSA 合併率は 67.6％ と報告されている[21]．手術療法が薬物治療と比べて，内服薬の減少を越える予後改善効果があるかは明らかでなかったが[5,6,25,129]，末期腎不全の新規発症率や生命予後改善を含めて，薬物治療より有効であることが海外の後ろ向きコホート研究で示された[74,130-132]．手術療法の第一選択は腹腔鏡手術であり，術前は MR 拮抗薬を含む降圧薬で高血圧や低カリウム血症を治療しておく[5,6,25]．

　両側性 PA，片側性 PA でも手術を希望しない，あるいは併発症のため手術できない場合は，MR 拮抗薬を第一選択とする薬物治療を行う[1,3,8]．高血圧や低カリウム血症の管理とレニン抑制解除（PRA ≧ 1 ng/mL/h）を目安にすれば，心腎血管リスクを本態性高血圧と同等まで改善できることが海外で報告されている[132-134]．ただし，これらは後ろ向きコホート研究で，MR 拮抗薬以外の併用薬が多く用いられている（他の利尿薬を含めて平均 2.6〜2.9 種類）．さらに，一部の MR 拮抗薬はわが国の承認量を越えているため，MR 拮抗薬の最適な投与法は引き続き検討が必要である．

　PA の治療後は，手術療法，薬物療法にかかわらず初期に腎機能が低下しやすいため[5,6,25,123,131]，腎機能障害や心肥大などの高血圧性臓器障害の経時的評価が必要である（CQ24 参照）．わが国の多施設の検討では，手術療法では初期推算糸球体ろ過量（eGFR）低下の程度は長期的な腎機能予後に影響しないが，薬物療法では初期 eGFR 低下が少ないと長期的には腎機能がむしろ低下しやすいと報告され

ている[133]．さらに，薬物療法による予後改善作用は MR 拮抗薬の投与量に依存することが海外から報告されている[74,132]．従って，薬物療法では，初期 eGFR 低下をもたらすとともに，長期的な PRA 抑制解除のため，十分量の MR 拮抗薬を注意深く用いて上記の目安を達成することが現時点で最も適切と考えられる．

CQ18 原発性アルドステロン症（PA）の周術期管理で注意すべき点は何ですか

Point 1 片側性 PA は両側性 PA や本態性高血圧と比較して治療抵抗性高血圧，低カリウム血症，心血管合併症の頻度が高いことから，術前に合併症を評価して適切な治療を行う（**1B**）

Point 2 MR 拮抗薬は高血圧，低カリウム血症に有用なため，術前の薬物治療の第一選択薬である（**1B**）

Point 3 MR 拮抗薬の治療開始後早期や片側性 PA の術後早期には高カリウム血症と糸球体過剰ろ過の解除による腎機能低下を認めることがあるため，血清カリウム濃度，腎機能をモニタリングし適切に対応する（**1B**）．高齢，糸球体ろ過量（GFR）低値，健常側アルドステロン分泌の抑制などが高カリウム血症のリスク因子となる（**C**）

Point 4 コルチゾール同時産生例では，術後，グルココルチコイド補充療法が必要な場合がある（**1B**）

🔍 **エビデンス**

手術対象である片側性 PA においては，治療抵抗性高血圧，低カリウム血症の頻度が高い[22]．PA に限定したエビデンスはないものの JSH2019 では全身麻酔下の待機手術前目標値を 160/100 mmHg 未満とし，180/110 mmHg 以上においては血圧管理を優先することを推奨している[5]．また JCS2014 では周術期の低カリウム血症を心房細動のリスクとしている[134]．日本人片側性 PA においても心血管合併症の頻度が高いことから[3]，術前の合併症評価と高血圧症，低カリウム血症への対応は必須である．

全身麻酔手術では術中・術後の低血圧・体液量減少・腎機能低下のリスクを伴う[5]が，片側性 PA の高血圧は治療抵抗性で，低カリウム血症の管理にしばしば難渋する．MR 拮抗薬は最も有効性が期待できる薬剤で，術前薬物治療の第一選択である[25]．

MR 拮抗薬開始時は血清カリウム濃度や腎機能をモニタリングしながら少量より開始し，カリウム製剤減量・休薬，他の降圧薬減量，摂取カリウム制限を考慮する．国内で使用可能な MR 拮抗薬 3 剤の添付文書の概要を表8に示す．スピロノラクトンは MR 選択性が低く女性化乳房がしばしば治療の障害となるが，カリウム製剤との併用が可能（併用注意）である．エプレレノンとエサキセレノンは MR 選択性が高いが，カリウム製剤併用が禁忌である．しかし，PA の低カリウム血症をエプレレノンやエサキセレノンのみで管理するのは困難な場合も少なくなく，やむを得ずカリウム製剤を併用する場合には，治療上の必要性がリスクを上回ることについて患者に十分なインフォームド・コンセントのもとで行う．血圧管理不十分の場合は，術中・術後の体液量減少・腎機能低下に影響しにくいカルシウム拮抗薬等を優先的に検討する[5]．

MR 拮抗薬の開始や手術によりアルドステロン過剰が改善されると，治療効果とともに高カリウム血症[135,136]，GFR 低下[19]を高頻度に認めるため，モニタリングが必須である．特に治療前に高齢（53 以上～65 歳以上）[19,123,135,136]，eGFR 低値（< 58.2～< 70）[19,135,136]，健常側アルドステロン分泌抑制[124]，低

カリウム血症[19]が該当する場合は，MR 拮抗薬開始後や術後早期に摂取カリウム制限，塩分摂取，降圧薬（MR 拮抗薬含む）の減量・休薬等を含めて対応する必要がある．

コルチゾール同時産生（CQ8 参照）は，PA 全体では 3.9〜77.6％[65]，片側性 PA では 23.4％[20]に認める．また副腎偶発腫は副腎性サブクリニカル Cushing 症候群[72]のみならず，非機能性と診断される例でも耐糖能異常や蛋白尿のリスクとする報告があり[70]，周術期リスクとなりうる．一方で 1 mg DEX 抑制試験を含む複数方法で術前に評価した報告では，20％が術後副腎不全を発症している[65]．それ故，コルチゾール同時産生 PA の手術時には，過剰の程度に応じて術中，術後にグルココルチコイド補充を開始する．投与量は，腫瘍摘出時にヒドロコルチゾン 100〜200 mg を静注後，同量を 24 時間かけて点滴静注し，翌日からは症状をみながら減量を行う．15〜20 mg/ 日の維持量へ漸減後は，身体症状や血中 ACTH を参考に副腎皮質機能回復が期待できる 10 mg/ 日への減量を試み，10 mg/ 日以下において健側副腎の機能を評価して休薬する[137]．

表8 日本国内で使用可能な MR 拮抗薬

薬剤名	スピロノラクトン	エプレレノン	エサキセレノン
剤型	25 mg 錠 50 mg 錠 10%細粒	・25 mg 錠 ・50 mg 錠 ・100 mg 錠	・1.25 mg 錠 ・2.5 mg 錠 ・5 mg 錠
適応疾患	・高血圧症(本態性，腎性等) ・心性浮腫(うっ血性心不全) ・腎性浮腫 ・肝性浮腫 ・特発性浮腫 ・悪性腫瘍に伴う浮腫及び腹水 ・栄養失調性浮腫 ・原発性アルドステロン症の診断及び症状の改善	・高血圧症 ・慢性心不全 (アンジオテンシン変換酵素阻害薬またはアンジオテンシンⅡ受容体拮抗薬，β遮断薬，利尿薬等の基礎治療を受けている患者)	・高血圧症
投与法	50〜100 mg/ 日を分割投与(年齢，症状に応じて適宜増減) 【「原発性アルドステロン症の診断および症状の改善」以外は他剤と併用することが多い.】	〔高血圧症〕 50 mg 1 日 1 回(最大 100 mg) 〔慢性心不全〕 25 mg 1 日 1 回(最大 50 mg) 【中等度の腎障害では 25 mg 隔日より開始．25 mg 1 日 1 回まで】	2.5 mg 1 日 1 回(最大 5 mg) 【中等度の腎障害，アルブミン尿又は蛋白尿を有する糖尿病患者は 1.25 mg より開始】
禁忌	・無尿又は急性腎不全 ・高カリウム血症 ・アジソン病 ・タクロリムス，エプレレノン，ミトタン投与中 ・過敏症	〈効能共通〉 ・過敏症 ・高カリウム血症 ・重度の腎障害 ・重度の肝障害 ・カリウム保持性利尿薬併用 ・イトラコナゾール，リトナビル，ネルフェナビル投与中 〈高血圧症の場合〉 ・微量アルブミン尿または蛋白尿を伴う糖尿病 ・中等度以上の腎障害 ・カリウム製剤併用	・過敏症 ・高カリウム血症 ・重度の腎障害 ・カリウム保持性利尿薬併用 ・アルドステロン拮抗薬併用 ・カリウム製剤併用

ミネラルコルチコイド受容体(MR)拮抗薬間に治療効果の差がありますか

Point 1 　MR 拮抗薬間の治療効果の差を示す明確なエビデンスはない．承認されている投与量
　　　　　と使用上の注意（禁忌，慎重投与など）が，治療薬選択に影響する可能性がある
　　　　　（ **B** ）

Point 2 　降圧効果，高血圧性臓器障害の改善，副作用・忍容性，薬価，性差，添付文書上の
　　　　　禁忌を考慮して薬剤を選択する（ **1A** ）

🔍 エビデンス

　日本で使用可能な MR 拮抗薬のスピロノラクトン，エプレレノン，エサキセレノンの中で，スピロノラクトンとエプレレノンの降圧効果は PA を対象とした臨床試験で比較されている[138]．病型分類されていない PA 患者（n = 141）を対象に 16 週間のスピロノラクトン（75〜225 mg/ 日）とエプレレノン（100〜300 mg/ 日）の降圧効果を比較した RCT では，スピロノラクトンの方が拡張期血圧の低下が大きかった[139]．また，新規 PA 患者に対する副腎摘出術と MR 拮抗薬（スピロノラクトンかエプレレノン）治療の腎機能への影響を比較した前向き観察研究では，スピロノラクトンとエプレレノン投与群で血圧値や腎機能に差を認めなかったが，エプレレノン群では血清カリウム濃度が低く，内服降圧薬数が多かった[140]．一方，日本の PA 患者を対象にスピロノラクトン（12.5〜100 mg/ 日，n = 27）とエプレレノン（25〜100 mg/ 日，n = 27）の臨床効果を 12 か月間検討した非盲検ランダム化比較試験では両薬剤の血圧，血清カリウム濃度，腎機能に及ぼす影響に差を認めなかった[141]．PA の長期予後や臓器障害に対する作用が MR 拮抗薬間で異なることを示すエビデンスはない．スピロノラクトンの降圧作用がエプレレノンより強いことを示唆する報告[139]はあるが，少なくとも日本の承認用量において降圧効果に差があることを示す明確なエビデンスはない．エサキセレノンと他の MR 拮抗薬を比較した臨床試験は報告されていない．

　副作用に関しては，スピロノラクトンはエプレレノンやエサキセレノンに比べて MR への選択性が低いことから，性ホルモン関連副作用が出やすいと考えられる．男性の女性化乳房や女性の乳房痛がスピロノラクトンで明らかに多いことが報告されている[2]．JPAS における両側性 PA に対する MR 拮抗薬治療の検討では，スピロノラクトンの処方率は男性より女性で高いことが示されている[142]．同報告では女性が MR 拮抗薬開始後の腎機能低下のリスクであるとしているが，その傾向はスピロノラクトン投与群がエプレレノン投与群に比しより顕著であり，女性ではスピロノラクトン投与が腎機能低下の危険因子であった[142]．また，添付文書上の禁忌が MR 拮抗薬間で異なることも考慮する必要があり，カリウム製剤との併用はスピロノラクトン以外では禁忌である[5]．

　以上より，PA 治療として MR 拮抗薬を選択する上では，個々の症例において予測される降圧効果，高血圧性臓器障害の改善効果，副作用・忍容性，薬価，性差，添付文書上の禁忌を考慮して薬剤を選択することが必要である．

CQ20 通常降圧薬で血圧管理が良好かつ血清カリウム濃度正常な原発性アルドステロン症（PA）例でもミネラルコルチコイド受容体（MR）拮抗薬による特異的治療が必要ですか

Point 1 通常の降圧薬により血圧管理が良好で血清カリウム濃度が正常な PA でも，アルドステロン過剰状態に対する特異的治療を行うことが推奨される（**1C**）

エビデンス

血圧管理が良好な PA であっても，その治療においては以下の 3 点に留意する必要がある．すなわち，アルドステロン過剰状態自体に組織傷害性があること，診察室血圧が良好でも仮面高血圧の可能性があること，正常高値や高値血圧であっても将来の高血圧発症リスクや心血管イベントリスクが上昇し得ること，である．

PA におけるアルドステロン過剰が各種臓器の傷害をきたすことが明らかになっている．わが国の PA に関する大規模多施設共同研究 JPAS/JRAS study において，PAC は心血管イベント[3]，腎機能障害や蛋白尿の出現[13]の血圧とは独立した危険因子であることが示された．また，PA を PAC 高値群と相対的低値群に分けた場合，前者では脳・心血管障害有病率が高いことが報告[143]されている．さらに，PA 患者，二次性アルドステロン症患者，健常者を比較した場合，アルドステロン過剰状態にある前者 2 群は健常者と比較して有意に心筋肥大が強かった[144]．

また，診察室血圧が良好であっても，家庭血圧や夜間血圧が良好であるとは限らない．一方，PA 患者に対する特異的治療は 24 時間自動血圧測定においても血圧を有意に改善することが報告されている[145]．

正常血圧，正常高値血圧，高値血圧の患者においても，PA の診断基準を満たす症例が少なからず認められることが報告されている[146]．これらの患者群は通常の血圧診療では降圧薬の適応とならない可能性があるが，有意に尿中カリウム排泄の増加や血清カリウム濃度の低下を認め，MR 活性が強いことが報告されている[147]．特にレニンの抑制（PRA < 0.5 ng/mL/h）を認める場合には，その後の高血圧発症リスクが有意に高いことが報告されている[148]．

以上から，血圧や電解質のコントロールが良好な症例や正常血圧の症例でも，PA の診断でアルドステロン過剰状態が証明された場合には，MR 拮抗薬による特異的治療が推奨される．しかし，血圧管理良好で血清カリウム正常濃度の PA 患者を対象として，特異的治療と非特異的治療を比較した無作為化多施設大規模研究はなく，エビデンスは十分ではない．また，正常血圧 PA 患者における治療間の予後比較のエビデンスもない．治療に際しては過降圧などの副作用のリスクに十分留意し，個々に特異的治療の適応を判断する必要がある．

妊娠中あるいは妊娠希望の女性の原発性アルドステロン症患者で推奨される治療薬は何ですか

Point 1 高血圧は妊娠時使用が推奨される降圧薬（α メチルドパ，ヒドララジン，ラベタロール，20 週以降はニフェジピンも可）を用いて治療する（**1B**）

Point 2 低カリウム血症はカリウム製剤による補正を行う（**1B**）

Point 3 Point1 の治療薬を用いても高血圧や低カリウム血症の治療が困難で，治療上の有益性が危険性を上回ると判断される場合は，MR 拮抗薬の投与を考慮する（**2D**）

エビデンス

妊娠中あるいは妊娠希望の PA 患者に対する治療薬のエビデンスは限られている．高血圧治療ガイドライン（JSH2019）や日本妊娠高血圧学会のガイドラインにおいて，妊娠時高血圧に使用が推奨される降圧薬として，中枢作動薬の α メチルドパ，血管拡張薬のヒドララジン，αβ 遮断薬のラベタロール，妊娠 20 週以降ではカルシウム拮抗薬のニフェジピンが挙げられている[5,149]．これらの薬剤に関しては，PA に伴う高血圧に対しても安全に使用可能であると考えられる．尚，「産婦人科診療ガイドライン産科編 2017」ではカルシウム拮抗薬（ニフェジピン，ニカルジピン，アムロジピン）は妊娠初期に妊娠と知らずに服用・処方された場合でも臨床的に有意な胎児への影響はないと判断される医薬品に含まれている[150]．また，他に選択する薬剤が無くニフェジピンを妊娠 20 週未満で使用する場合は，十分なインフォームドコンセントの上で使用することが JSH2019 で推奨されている[5]．

妊娠合併 PA における MR 拮抗薬使用は症例報告で散見され，薬剤と明らかな因果関係のある有害事象は報告されていない[151-153]．しかし，重症高血圧や重篤な低カリウム血症を伴う妊娠合併 PA 患者における MR 拮抗薬の安全性，3 種類の MR 拮抗薬間の有効性，有害事象の違いは，いずれも明らかではない．スピロノラクトンはエプレレノン，エサキセレノンに比べ，抗アンドロゲン作用が強く，動物実験ではオス胎仔における性腺の発達障害が報告されている[151,152]．

血圧や低カリウム血症のコントロールが困難な PA で，MRI で片側性の腺腫を認める場合，第 2 三半期（14 週 0 日〜27 週 6 日）初期の段階までに腹腔鏡下副腎摘出術を施行し出産に至った症例報告が散見される[152,153]．

以上より，妊娠合併 PA 患者では，前述の 4 種の降圧薬の組み合わせで血圧をコントロールし，低カリウム血症にはカリウム製剤の併用による補正を行うことが推奨される．高血圧や低カリウム血症のコントロールが困難な例では，治療上の有益性が危険性を上回ると判断される場合，十分なインフォームドコンセントに基づき，副腎摘出術（妊娠 20 週程度まで）や MR 拮抗薬の投与を考慮する．しかし，特に妊娠初期でのスピロノラクトンの使用は避けることが望ましい．

Q22 精査を希望しないスクリーニング陽性の原発性アルドステロン症（PA）疑い患者の降圧治療は何ですか

Point 1 スクリーニング陽性で機能確認検査を行わない場合，MR 拮抗薬を含む降圧薬治療を考慮する（**2C**）．PA の典型的所見を呈する例では，MR 拮抗薬の使用が推奨される（**1B**）

Point 2 スクリーニング陽性で機能確認検査陰性例の場合，適切な降圧治療を行うが（**1A**），機能確認検査陰性でも PA の可能性を完全には否定できないため，慎重な経過観察が必要である（**2C**）

エビデンス

　スクリーニング陽性の割合は報告により大きく差[154-156]があるが，機能確認検査陽性となる PA 患者と陰性となる非 PA 高血圧患者が含まれる．PA 患者では MR 拮抗薬が薬物治療の第一選択薬（CQ17 参照）であり，PRA 抑制を十分に解除できる用量の MR 拮抗薬を用いた場合に本態性高血圧と同程度の心血管予後が期待できることが報告されている[132]．それ故，特に，ARR および PAC が高値で機能確認検査の省略が可能[62]とされる典型的な症例（CQ7 参照）では，PA の可能性が高く MR 拮抗薬の使用が推奨される．

　血圧や電解質のコントロールが良好な PA 患者において，MR 拮抗薬投与が長期的な予後改善効果を示す RCT によるエビデンスはない．しかし，種々のエビデンスを総合すると，PA 患者では，アルドステロン過剰の程度に拘わらず，MR 拮抗薬の投与が推奨される（CQ20 参照）．スクリーニング陽性を示した非 PA 高血圧患者において MR 拮抗薬が有用であるとの明確なエビデンスはなく，また，非 PA 高血圧患者への投与に際して，高カリウム血症や低ナトリウム血症の出現に注意する必要がある．

　精査を希望しないスクリーニング陽性 PA 疑い例には PA，非 PA 患者が混在するが，MR 拮抗薬が有益である PA 患者が含まれることから，個々の患者の病態（アルドステロン過剰状態など）に応じて，MR 拮抗薬を含む降圧薬治療を考慮する[5,25]．

　機能確認検査が陰性の場合は，原則として PA が除外されたものと考え，本態性高血圧として適切な降圧治療を行う[6]．しかし，機能確認検査の感度はいずれも 85％〜95％[56,157,158]で偽陰性を生じる可能性があり，PA を完全には否定できないこと，ARR 高値例には睡眠時無呼吸症候群（SAS），Cushing 症候群，偽アルドステロン症などの他の二次性高血圧も含まれることを考慮し，降圧治療開始後も注意深い経過観察と経時的な再評価が必要である．

CQ23 片側性原発性アルドステロン症において外科治療とミネラルコルチコイド受容体（MR）拮抗薬による薬物治療で予後に差がありますか

Point 1 降圧効果は副腎摘出術が MR 拮抗薬よりも優れている（**B**）．低カリウム血症是正，長期的な臓器障害の進行と生命予後に対する効果は，副腎摘出術が MR 拮抗薬と同じかより優れている（**B**）

　片側性 PA において手術治療と MR 拮抗薬による薬物治療の効果を直接比較した研究は少なく，以下のような観察研究がある．わが国の多施設共同コホート研究[73]では，過剰なアルドステロン作用を阻害する特異的治療開始後 6 か月における血圧と低カリウム血症の改善，降圧薬の 1 日仮想平均維持量（Defined daily dose：DDD）は手術療法群（276 例）が MR 拮抗薬投与群（63 例）よりも優れており，この差は治療開始時の臨床的背景を一致させても認められた．しかし，片側性 PA の手術治療の血圧や腎機能への影響は年齢により異なり，非高齢者に認められた手術療法の MR 拮抗薬に対する優越性は高齢者では認められなかった[159]．より長期の予後を検討したイタリア（手術療法 21 例，MR 拮抗薬 30 例，追跡期間平均 21 か月）とシンガポール（手術療法 86 例，MR 拮抗薬 68 例，追跡期間平均 5.7 年）の研究でも，MR 拮抗薬治療後の低カリウム血症改善効果には差を認めなかったが，血圧の改善と DDD は手術群の優越性が示された[160,161]．台湾の医療保険データベースを用いた検討[162]（追跡期間：平均 5.8 年）では，冠動脈疾患と脳血管疾患の有病率を一致させた後の心血管イベント発生率，全死亡は手術群が MR 拮抗薬治療群（両群とも 822 例）よりも良好であった．腎予後[131]や心機能改善に関しては手術治療が優位あるいは両治療間で差がないとの相反した結果が示されている．QOL の改善，耐糖能異常の発症・進展防止の観点[163]からは手術治療が推奨されるとの報告もある．

　このように，エンドポイントや報告により結果の差はあるが，手術治療は MR 拮抗薬と同等以上のアウトカムが得られたこと，94％で生化学的治癒が期待できること[124]，薬物療法は生涯にわたる継続が必要であること，などから，片側性 PA では副腎摘出術が第一選択である．但し，年齢は手術療法の有益性に影響を及ぼす可能性があり，高齢者では手術治療の適応を慎重に決定する必要がある．

　手術希望や手術適応がない場合に MR 拮抗薬を主とする薬物療法が推奨される[164]．MR 拮抗薬の投与量は血圧や血清カリウム濃度を指標に用量調節を行うが，近年，レニン分泌抑制解除の有無がその後の心血管イベント発症に影響するとの成績が示された[130,132]．MR 拮抗薬開始後 1 か月における PRA が 1 ng/mL/h 以上の例は 1 ng/mL/h 未満の例と比べて，その後の心血管疾患や心房細動の発症が有意に低値であった．従って，MR 拮抗薬は十分量の投与により心血管疾患リスクの軽減が期待できる．

CQ24　**副腎手術後の治療効果・予後に影響する因子は何ですか**

Point 1　副腎摘出術により高血圧の治癒が期待できるが，治癒率には術前の降圧薬数，高血圧罹患期間，性別，BMI，年齢，腎機能などが関与する（**B**）

Point 2　副腎手術後初期には糸球体ろ過量（GFR）が低下するが，長期的には腎機能の低下を抑制する．PAC 高値と低カリウム血症が術後初期の GFR 低下の重要な予測因子である（**C**）

Point 3　副腎摘出術後，高カリウム血症が出現し，長期に持続することがあるため，定期的な経過観察と必要に応じた薬物治療が必要である（**1C**）

エビデンス

　片側性 PA に対する副腎手術後の高血圧の治癒は，「臨床的治癒」として扱われ，「生化学的治癒」（アルドステロン過剰が治癒したか）とは異なる治療効果指標として定義されている[124]．高血圧治癒

率は，海外の研究を対象としたメタ解析（4000例）の結果[165]では50.6％，わが国のコホート研究（JPAS）（574例）では32.6％であった[166]．高血圧治癒を予測する因子として，JPASの検討では，術前降圧薬数が少ない，高血圧罹患期間が短い，性別が女性，BMIが低い，などの寄与が大であった[3]．また，わが国の単施設での検討（142例）では，年齢が若い，腎機能が良い（GFRが高い）などの寄与が大であることも報告されている[167]．

　片側性PA術後のGFRの推移について，わが国単施設の検討（130例）では，術後6か月で平均19.7％のGFRの低下がみられ，それを予測する因子として，PAC高値，血清カリウム濃度低値，術前GFRが高値，などの寄与が大であった[168]．わが国の別施設の検討（102例）では，血清カリウム濃度低値とアルブミン尿が術後初期のGFR低下の独立した予測因子であることが示された[8]．JPASの検討（202例）では，初期のGFR低下が，長期的には腎機能の低下を抑制する指標であることも示されている[19]．

　片側性PA術後の高カリウム血症の出現については，多施設（142例）での検討では，9.9％に高カリウム血症を認め，高齢者，腎機能低下症例にその傾向が多くみられた[135]．米国単施設の検討（192例）では，AVS時の健側アルドステロン分泌の抑制が術後の高カリウム血症出現の独立した予測因子であることが示された[169]．韓国多施設での検討（124例）では，一過性の高カリウム血症が3.3％，持続性の高カリウム血症が7.3％に認められた[136]．この報告では，高カリウム血症出現の有無と術前PAC，PRA，MR拮抗薬使用の有無とは有意な関連を認めなかったが，持続性高カリウム血症の出現例では，高齢，長い罹病期間，大きい腫瘍径，術前GFR低値の傾向がみられた．

| 7 | Perspective

1) 原発性アルドステロン症（PA）の病因

　PAの病因に関わる各種遺伝子変異が解明されてきている．家族性PA（Familial hyperaldosteronism：FH）には1〜4型がありPAの1〜5％を占める．FH1はCYP11B1とCYP11B2のキメラ遺伝子，FH2はクロライドチャネル遺伝子であるCLCN2遺伝子の胚細胞変異，FH3はカリウムチャネル遺伝子KCNJ5遺伝子の胚細胞変異，FH4はカルシウムチャネル遺伝子であるCACNA1H遺伝子の胚細胞変異，が各々の原因であることが明らかになっている．孤発性のアルドステロン産生副腎腺腫（APA）においても各種体細胞遺伝子変異が同定されている．特にKCNJ5遺伝子の不活性化変異[170]はAPAの約30〜60％で認められ，特徴的なDNAメチル化状態[171]やマイクロRNAの発現様式[172]に関連するとともに，術後の高血圧寛解に関連[173]することが明らかにされている．それ故，今後，これらと関連する末梢血中分子診断マーカーを確立し，PAの病型診断，予後予知に基づく手術適応の選択への応用が期待される．さらに，個々の体細胞変異に応じた，特異的治療法の開発も期待される．

2) アルドステロン測定法の課題

　Berson，YalowによるインスリンのRIA法の発表以来，60年間に亘り，多くのホルモンの測定法が開発され，改良が行われてきた．PACもこれまで何度も測定法と基準値の変更があり，それに伴う診療の継続性における断層を経験，乗り越えてきた事実がある．近年，PACはRIA（スパック-Sアルドステロンキット）測定が主流となっていたが，2021年4月以降，発売が中止され，複数のCLEIAによる測定に変更となった．アルドステロン分析用ヒト血清とのトレーサビリティ，LC-MS/MSとの良好な相関，国際標準との整合性などの観点からも真値に近似するCLEIA法によるLC-MS/MS相当値を臨床的判断に用いることが推奨される．しかし，LC-MS/MS相当値は従来のRIAよりも明ら

かに低値[32,43,174]となるため，スクリーニングや機能確認検査の判定カットオフ値は，従来の基準の根拠と測定法を検証すると共に，新規測定法によるエビデンスを集積し見直していく必要がある．従来は典型的な PA（APA）の診断が主眼であったため，測定法と基準値の変更の臨床的インパクトは比較的小さかったが，近年，診断数が飛躍的に増加している軽症例は，従来法と新規測定法とで乖離した結果を示すことが予想され，今回の改訂で設定した「境界域」の臨床的意義に関して，今後さらに解析が必要である．

3） スクリーニングの課題

アルドステロンとレニンは生理的には同じ方向に増減するが，PA ではアルドステロンが増加，レニンが低下する．そのため，両者の比である ARR の増加が特徴的で，長年，スクリーニングに活用されてきた．しかし，分母となるレニンの低値域での正確な定量が困難で，分母が ARR に大きく影響するため偽陽性が生じやすいことが課題である．このため，スクリーニングでは ARR に加えて PAC の下限カットオフが設定されてきたが，PAC を重複して判定に使用することとなり，スクリーニング指標を複雑にしている．近年，アルドステロンとレニン測定法が進歩し，測定感度が格段に向上してきたことから，今後，PAC とレニンの各々に適切なカットオフを設定し，スクリーニング法を改定していく必要がある．

4） 機能確認検査の課題

アルドステロンの自律性過剰産生の確認は，PA の診断に不可欠である．しかし，現在，機能確認検査として複数の検査が推奨されており，各々の陽性判定基準も統一されていない．これらは検査数の増加と得られる診断の不均一性の原因になっている．今後，検査の実施が容易かつ合併症が少ない，単一の機能確認検査の確立が必要である．また，機能確認検査のカットオフの設定には対照群として非 PA 高血圧患者群が必要である．非 PA は機能確認検査陰性から診断することになり，循環論理となる．典型的な APA と異なり，両側性，軽症のアルドステロン過剰を示す例のどこまでを PA と診断すべきか，長期予後の観点から再度検証が必要といえる．その意味で，機能確認検査の陽性判定基準は，手術治療の適応となる片側性 APA の確実な診断に主眼を置いてカットオフの設定を見直す必要がある．

5） 局在診断の課題

（1） 非侵襲的病型診断

AVS に替わる非侵襲的病型診断として，LC-MS/MS による末梢血のステロイドプロファイリングが注目されている．特に，18-oxocortisol と 18-hydroxycortisol は，アジア人で高頻度とされる，KCNJ5 遺伝子変異による APA に特徴的とされ，PA の病型診断への応用が期待される[175,176]．一方，近年，わが国で診断される PA の多くが正常カリウム血症で，PAC 上昇の程度も軽度で CT 上の結節を認めない軽症例であり，そのほとんどが AVS により両側性と診断されている[11,81]．今後，各種臨床所見のスコアリングによる病型予知能を向上，検証し，AVS の適応例をより厳密に選択する努力も必要である．

（2） 非侵襲的画像診断

AVS には技術の習熟，侵襲性，検査費用，実施可能な施設の限定，など普及性，標準化の観点から多くの課題があるため，非侵襲的な機能的画像診断の開発が必要である．PA の病型診断として CYP11B を分子標的とする 11C-Metomidate/PET[177] の有用性が報告されたが，コルチゾール産生に関

わる CYP11B1 とも結合するため，デキサメタゾンの前処置が必要で，半減期の短い ^{11}C を用いるため臨床的実用化に課題がある．近年，炎症性サイトカインであるケモカインの受容体4型（chemokine receptor 4，CXCR4）がアルドステロン産生組織，特にアルドステロン産生腺腫で発現増加し，CYP11B2 発現と良好な相関を示すことが明らかにされた．CXCR4 を分子標的とする ^{68}Ga-pentixafor PET/CT が PA の病型・局在診断に有用であると報告された[178]．この他，CYP11B2 に特異的な化合物も開発[179]されている．感度，特異性，および費用対効果の点で AVS の代替えとなる，より優れた非侵襲的画像診断の開発が期待される．

(3) AVS の課題

PA の局在診断法としての AVS は 45 年以上の歴史を持つ．副腎 CT や副腎シンチグラフィの出現により，病型診断法の首位の座を譲った時期があるが，感度，特異度の点，即ち，CT で明確な副腎腫瘍を認めない微小腺腫の診断や非機能性腺腫の除外診断の点で，その診断的意義が再評価され，これまで 10 年以上にわたり，病型診断のゴールドスタンダードとして位置付けられて来た．経年的に実施症例が増加し，成功率向上のための種々のアプローチが行われた結果，技術的課題も改善され，安全性，有効性の点から，標準的診断法として確立されてきている．今後，局在診断法としての AVS の診断的意義をさらに高めるには何が必要か．第一は実施・判定法の標準化で，術後アウトカムに基づく解析から，ACTH 負荷の是非，至適な局在判定基準の確立が必要である．第二は所要時間，被曝量，合併症の実態調査から，患者負担，侵襲の更なる低減を図る必要がある．局在診断の精緻化を目的として，複数の副腎分葉内静脈支脈から採血を行う分画別副腎静脈採血（Segmental-adrenal venous sampling：S-AVS）の有効性が報告[180]されているが，診断能，精度，安全性，検査時間，普及性，費用対効果，術後の長期予後などの観点から更なるエビデンスの集積が期待される．

6) 免疫組織染色による病理学的診断

アルドステロン合成に関わる酵素 CYP11B2 に対する抗体が開発され，免疫染色によるアルドステロン産生部位の病理学的同定が可能になった．その結果，片側性 PA には腺腫あるいはびまん性過形成とは異なる複数の病変の存在が明らかにされ，病理組織学的診断の国際的なコンセンサスも報告（Aldosterone-producing adenoma，Aldosterone-producing nodule，Aldosterone-producing micronodule，Multiple aldosterone-producing nodules or micronodule，Aldosterone-producing diffuse hyperplasia に分類）[181]されている．CYP11B2 免疫染色が PA の病理組織学的診断の質向上に有力な手段になることが期待されるが，診断が術後の治療方針や予後予測に有用かの長期の前向き研究が必要である．

7) 治療面での課題

(1) スクリーニング陽性，機能確認検査陰性例における降圧治療

スクリーニング陽性であっても機能確認検査が陰性なら，非 PA 高血圧として適切な降圧治療を行うのは当然である．この際，降圧薬として MR 拮抗薬を第一選択とするか否かは，機能確認検査で陰性となる極軽度のアルドステロン過剰所見が，どの程度，病態生理学的に意義があるか否かによる．これには MR 関連高血圧という概念[182]が提唱されているが，独立した病態としてのエビデンスは十分でない．PA で積極的なスクリーニング対象とされる低カリウム血症合併，治療抵抗性高血圧の例では MR 拮抗薬の有効性が期待されるが，正常カリウム血症，通常降圧薬で血圧コントロールが良好な例での MR 拮抗薬の推奨には，臓器障害進展の抑制，予後の改善などをエンドポイントとする，他の降圧薬との比較試験が必要である．

(2) MR 拮抗薬とカリウム製剤の併用禁忌に関して

アルドステロン過剰に伴う低カリウム血症が高度な場合，MR 拮抗薬単独では低カリウム血症の是正が困難で，カリウム製剤の併用が必要となる．しかし，わが国ではエプレレノン，エサキセレノンはカリウム製剤との併用禁忌である．通常はスピロノラクトンを使用するが，男性では性ホルモン関連の副作用が出やすく，治療継続が困難なことがある一方，女性では腎機能低下の危険因子であるとの報告もある[142]．それ故，重症の低カリウム血症合併時の治療オプションとして，スピロノラクトン以外の MR 拮抗薬とカリウム製剤との併用禁忌の緩和ないし解除の臨床的ニーズがあると考えられる．本ガイドライン作成委員対象のアンケート調査でも，約 80％が「他の MR 拮抗薬とカリウム製剤を併用せざる得ない例」を経験しており，約 90％が併用可能な条件を見直すべき，との回答であった．今後，安全性と有効性に関するエビデンスを蓄積し，適切な取り組みを進めることが期待される．

(3) 新規インターベンション

APA の手術治療は通常，病変側の腹腔鏡下副腎全摘が原則であるが，近年，侵襲性の軽減を目的とする様々な治療法が報告されている．低侵襲手術による副腎部分切除[183]，ロボット支援副腎部分切除[184]，副腎腫瘍のラジオ波焼灼術[185]，さらに副腎動脈アブレーション[186]などが報告されている．手術を希望しない，あるいは手術適応はあるが全身麻酔下での手術が困難な場合，さらには，手術治療の代替治療法として期待される．一方，腹腔鏡下副腎摘出術は極めて一般的となっており，技術，安全性，有効性が確立されていることから，これらの新規治療法の普及には，単に'手術ではない'ことのみならず，その侵襲性の軽減，安全性，有効性に関する客観的かつ長期的な検証が必要である．

おわりに

高血圧の診療において PA の適切な診断と治療は極めて重要な臨床的課題である．診療の基本となるのが診療ガイドラインである．診療における主要なクリニカル・クエスチョンに対して，peer review journal に発表された論文のエビデンスを基本とし，保険医療制度，費用対効果，エキスパートオピニオンを考慮して，現時点で最も標準的な回答をまとめたものが本診療ガイドラインである．既存のガイドラインとの整合性や，関連学会の意見も反映させた．Minds 診療ガイドライン作成マニュアルに準拠し，わが国独自のエビデンスも反映して，可能な限り客観的なコンセンサスプロセスと記述に努めた．本診療ガイドラインにより，PA 診療の質の向上，さらに，わが国の国民健康の増進と費用対効果の向上により，わが国の医療環境の向上にも貢献できればと考えている．しかしながら，Perspectives に記載した様々な課題が残されている．今後，さらにわが国のエビデンスを創出し，個々の患者およびわが国の医療全体に貢献すべく，次回の改訂に繋げていくのがこの分野のエキスパートとしての責務と考えている．診療ガイドライン作成は多大なエフォートとコストがかかる大作業である．さらに 2020 年以降，COVID-19 流行の影響で作成プロセスにさらに大きな負担があったのも事実である．その中で，献身的に協力頂いたすべての作成委員，関連学会の査読委員，顧問の先生方，すべての事務作業を担当頂いた梅垣恵子様（国立病院機構京都医療センター）に改めて心より感謝申し上げる．

| 8 | 利益相反の開示

日本内分泌学会「医学系研究の利益相反（COI）に関する共通指針の細則」第 2 条に則り，本ガイドラインの内容に関し，作成委員が開示すべき COI 関係にある企業・組織や団体は次の通り．該当する場合，具体的な企業名（団体名）を記載（番号と企業名の対応表は下記）し，該当しない場合は'な

し'と記載した．さらに，日本医学会診療ガイドライン策定参加資格基準ガイダンスに準拠して，委員長，副委員長は全額区分①②③を明記した．

委員氏名	項目1 項目2	項目3	項目4	項目5	項目6	項目7	項目8	項目9 項目10 項目11
成瀬光栄 （委員長）		なし	① 19	なし	① 30, 39, 42	なし	なし	
方波見卓行 （副委員長）		なし	なし	なし	なし	なし	なし	
柴田洋孝 （副委員長）		なし	① 19, 22, 36, 41 ③ 19	なし	なし	① 6, 8, 19, 21, 24, 26, 27, 29, 34	なし	
曽根正勝 （副委員長）		なし	① 2, 19	なし	なし	① 3, 8, 21, 29	① 6, 8, 23	
高橋克敏 （副委員長）		なし	なし	なし	なし	なし	なし	
田辺晶代 （副委員長）		なし	なし	なし	① 8	なし	なし	
伊澤正一郎		なし	なし	なし	なし	3, 7, 8, 10, 12, 17, 18, 19, 22, 23, 26, 28, 31, 32, 33, 35, 38	なし	
一城貴政		なし	なし	なし	19	なし	なし	
大月道夫		なし	なし	なし	なし	なし		
大村昌夫	なし	なし	19	なし	1	なし	なし	なし
小川佳宏		なし	なし	なし	なし	なし	なし	
沖 隆		なし	32	なし	なし	なし	なし	
栗原 勲		なし	19	なし	なし	なし	なし	
小林洋輝		なし	なし	なし	なし	なし	なし	
坂本竜一		なし	なし	なし	なし	なし	なし	
佐藤文俊		なし	8, 19	なし	なし	19, 21, 22	6, 8, 12, 20, 29, 48	
武田仁勇		なし	なし	なし	なし	なし	なし	
田中知明		なし	なし	なし	44	8, 19, 34	13	
田村功一		なし	2, 12, 19, 21, 22, 29, 32, 41	なし	2, 8, 9, 25, 45, 47	1, 6, 7, 11, 19, 22, 26, 27, 34, 36, 41, 47	なし	
立木美香		なし	なし	なし	なし	なし	なし	
橋本重厚		なし	なし	なし	なし	なし	なし	
長谷川奉延		なし	なし	なし	なし	5, 15, 16, 33	なし	
山本浩一		なし	19	なし	なし	1, 4, 9, 19, 20, 21, 22, 23, 26, 29, 32, 34, 36		
吉本貴宣		なし	なし	なし	なし	なし	なし	
米田 隆		なし	なし	なし	なし	なし	なし	

委員氏名	項目1 項目2	項目3	項目4	項目5	項目6	項目7	項目8	項目9 項目10 項目11
楽木宏実		37	6, 19, 22	なし	14, 26, 46	1, 6, 9, 19, 21, 22, 23, 26, 29, 32, 34, 41	なし	
和田典男		なし	なし	なし	なし	なし	なし	
大野洋一		なし	なし	なし	なし	なし	なし	
佐伯　絢		なし	なし	なし	なし	なし	なし	
土師達也		なし	なし	なし	なし	なし	なし	

項目1：役員・顧問；項目2：株保有・利益；項目3：特許使用料；項目4：講演料；項目5：原稿料；項目6：治験・受託研究・共同研究費；項目7：奨学寄付金；項目8：寄付講座所属；項目9：企業からの研究員受け入れなど；項目10：その他の報酬（贈答品など）；項目11：配偶者などの申告事項

番号・社名（団体名）対応表

1	アステラス製薬（株）	25	（株）ツムラ
2	アストラゼネカ（株）	26	帝人ファーマ（株）
3	アボットメディカルジャパン合同会社	27	日本イーライリリー（株）
4	EAファーマ（株）	28	日本光電工業（株）
5	エーザイ（株）	29	日本ベーリンガーインゲルハイム（株）
6	MSD（株）	30	日本メジフィジックス（株）
7	大塚製薬（株）	31	日本ライフライン（株）
8	小野薬品工業（株）	32	ノバルティスファーマ（株）
9	協和キリン（株）	33	ノボノルディスクファーマ（株）
10	公益財団法人パブリックヘルスリサーチセンター	34	バイエル薬品（株）
11	医療法人社団厚済会	35	バイオトロニックジャパン（株）
12	興和創薬（株）	36	ファイザー（株）
13	国保国吉病院組合	37	（株）ファンペップ
14	寿製薬（株）	38	フクダ電子（株）
15	サノフィ（株）	39	富士レビオ（株）
16	JCRファーマ（株）	40	ボストン・サイエンティフィックジャパン（株）
17	ジョンソン・エンド・ジョンソン（株）	41	持田製薬（株）
18	セント・ジュード・メディカル（株）	42	ヤマサ醤油（株）
19	第一三共（株）	43	ライフスキャン（株）
20	大正ファーマ（株）	44	大鵬薬品工業（株）
21	大日本住友製薬（株）	45	（株）カネカ
22	武田薬品工業（株）	46	アンジェス株式会社
23	田辺三菱製薬（株）	47	華為技術日本株式会社
24	中外製薬（株）	48	（株）富士薬品

● 文 献

1）Conn JW. Presidential address. I. Painting background. II. Primary aldosteronism, a new clinical syndrome. J Lab Clin Med. 1955；45（1）：3-17.

2）Savard S, Amar L, Plouin PF, Steichen O. Cardiovascular complications associated with primary aldosteronism: a controlled cross-sectional study. Hypertension. 2013；62（2）：331-336.

3）Ohno Y, Sone M, Inagaki N, Yamasaki T, Ogawa O, Takeda Y, Kurihara I, Itoh H, Umakoshi H, Tsuiki M, Ichijo T, Katabami T, Tanaka Y, Wada N, Shibayama Y, Yoshimoto T, Ogawa Y, Kawashima J, Takahashi K, Fujita M, Watanabe M, Matsuda Y, Kobayashi H, Shibata H, Kamemura K, Otsuki M, Fujii Y, Yamamoto K, Ogo A, Okamura S, Miyauchi S, Fukuoka T, Izawa S, Yoneda T, Hashimoto S, Yanase T, Suzuki T, Kawamura T, Tabara Y, Matsuda F, Naruse M; Nagahama Study; JPAS Study Group. Prevalence of cardiovascular disease and its risk factors in primary aldosteronism: a multicenter study in Japan. Hypertension. 2018；71（3）：530-537.

4）Monticone S, D'Ascenzo F, Moretti C, Williams TA, Veglio F, Gaita F, Mulatero P. Cardiovascular events and target organ damage in primary aldosteronism compared with essential hypertension: a systematic review and meta-analysis. Lancet Diabetes Endocrinol. 2018；6（1）：41-50.

5）Umemura S, Arima H, Arima S, Asayama K, Dohi Y, Hirooka Y, Horio T, Hoshide S, Ikeda S, Ishimitsu T, Ito M, Ito S, Iwashima Y, Kai H, Kamide K, Kanno Y, Kashihara N, Kawano Y, Kikuchi T, Kitamura K, Kitazono T, Kohara K, Kudo M, Kumagai H, Matsumura K, Matsuura H, Miura K, Mukoyama M, Nakamura S, Ohkubo T, Ohya Y, Okura T, Rakugi H, Saitoh S, Shibata H, Shimosawa T, Suzuki H, Takahashi S, Tamura K, Tomiyama H, Tsuchihashi T, Ueda S, Uehara Y, Urata H, Hirawa N. The Japanese society of hypertension guidelines for the management of hypertension（JSH 2019）. Hypertens Res. 2019；42（9）：1235-1481.

6）日本内分泌学会「原発性アルドステロン症ガイドライン実施の実態調査と普及に向けた標準化に関する検討」委員会 編集. わが国の原発性アルドステロン症の診療に関するコンセンサス・ステートメント. 診断と治療社. 2016

7）Käyser SC, Dekkers T, Groenewoud HJ, van der Wilt GJ, Carel Bakx J, van der Wel MC, Hermus AR, Lenders JW, Deinum J. Study heterogeneity and estimation of prevalence of primary aldosteronism: a systematic review and meta-regression analysis. J Clin Endocrinol Metab. 2016；101（7）：2826-2835.

8）Hannemann A, Wallaschofski H. Prevalence of primary aldosteronism in patient's cohorts and in population-based studies--a review of the current literature. Horm Metab Res. 2012；44（3）：157-162.

9）Burrello J, Monticone S, Losano I, Cavaglià G, Buffolo F, Tetti M, Covella M, Rabbia F, Veglio F, Pasini B, Williams TA, Mulatero P. Prevalence of hypokalemia and primary aldosteronism in 5100 patients referred to a tertiary hypertension unit. Hypertension. 2020；75（4）：1025-1033.

10）Nishikawa T, Omura M, Satoh F, Shibata H, Takahashi K, Tamura N, Tanabe A; Task Force Committee on Primary Aldosteronism, The Japan Endocrlne Society. Guidelines for the diagnosis and treatments of primary aldosteronism-the Japan Endocrine Society 2009. Endocr J. 2011；58（9）：711-721.

11）Fujii Y, Takeda Y, Kurihara I, Itoh H, Katabami T, Ichijo T, Wada N, Shibayama Y, Yoshimoto T, Ogawa Y, Kawashima J, Sone M, Inagaki N, Takahashi K, Watanabe M, Matsuda Y, Kobayashi H, Shibata H, Kamemura K, Otsuki M, Yamamto K, Ogo A, Yanase T, Okamura S, Miyauchi S, Fujita M, Suzuki T, Umakoshi H, Ogasawara T, Tsuiki M, Naruse M; JPAS Study Group. Historical changes and between-facility differences in adrenal venous sampling for primary aldosteronism in Japan. J Hum Hypertens. 2020（1）；34：34-42.

12）Ohno Y, Naruse M, Beuschlein F, Schreiner F, Parasiliti-Caprino M, Deinum J, Drake WM, Fallo F, Fuss CT, Grytaas MA, Ichijo T, Inagaki N, Kakutani M, Kastelan D, Kraljevic I, Katabami T, Kocjan T, Monticone S, Mulatero P, O'Toole S, Kobayashi H, Sone M, Tsuiki M, Wada N, Williams TA, Reincke M, Tanabe A. Adrenal venous sampling guided adrenalectomy rates in primary aldosteronism: results of an international cohort（AVSTAT）. J Clin Endocrinol Metab. 2021；106（3）：e1400-e1407

13）Kawashima A, Sone M, Inagaki N, Takeda Y, Itoh H, Kurihara I, Umakoshi H, Ichijo T, Katabami T, Wada N, Ogawa Y, Kawashima J, Fujita M, Miyauchi S, Okamura S, Fukuoka T, Yanase T, Izawa S, Yoshikawa Y, Hashimoto S, Yamada M, Kai T, Suzuki T, Naruse M. Renal impairment is closely associated with plasma aldosterone concentration in patients with primary aldosteronism. Eur J Endocrinol. 2019；181（3）：339-350.

14）Ohno Y, Sone M, Inagaki N, Kawashima A, Takeda Y, Yoneda T, Kurihara I, Itoh H, Tsuiki M, Ichijo T, Katabami T, Wada N, Sakamoto R, Ogawa Y, Yoshimoto T, Yamada T, Kawashima J, Matsuda Y, Kobayashi H, Kamemura K, Yamamoto K, Otsuki M, Okamura S, Izawa S, Okamoto R, Tamura K, Tanabe A, Naruse M; JPAS/JRAS Study Group. Nadir aldosterone levels after confirmatory tests are correlated with left ventricular hypertrophy in primary aldosteronism. Hypertension. 2020；75（6）：1475-1482.

15）Murata M, Kitamura T, Tamada D, Mukai K, Kurebayashi S, Yamamoto T, Hashimoto K, Hayashi RD, Kouhara H, Takeiri S, Kajimoto Y, Nakao M, Hamasaki T, Otsuki M, Shimomura I. Plasma aldosterone level within the normal range is less associated with cardiovascular and cerebrovascular risk in primary aldosteronism. J Hypertens. 2017；35（5）：1079-1085

16）Tang L, Li X, Wang B, Ma X, Li H, Gao Y, Gu L, Nie W, Zhang X. Clinical characteristics of aldosterone- and cortisol-coproducing adrenal adenoma in primary aldosteronism. Int J Endocrinol. 2018；2018：4920841.

17）Monticone S, Sconfienza E, D'Ascenzo F, Buffolo F, Satoh F, Sechi LA, Veglio F, Mulatero P. Renal damage in primary aldosteronism: a systematic review and meta-analysis. J Human Hypertension. 2020；38（1）：3-12

18）Iwakura Y, Morimoto R, Kudo M, Ono Y, Takase K, Seiji K, Arai Y, Nakamura Y, Sasano H, Ito S, Satoh F. Predictors of decreasing glomerular filtration rate and prevalence of chronic kidney disease after treatment of primary aldosteronism: renal outcome of 213 cases. J Clin Endocrinol Metab. 2014；99（5）：1593-1598.

19）Kobayashi H, Abe M, Nakamura Y, Takahashi K, Fujita M, Takeda Y, Yoneda T, Kurihara I, Itoh H, Tsuiki M, Wada N, Ichijo T, Katabami T, Ogawa Y, Kawashima J, Yoshimoto T, Sone M, Inagaki N, Watanabe M, Kamemura K, Matsuda Y, Izawa S, Tanabe M, Tanabe A, Suzuki T, Naruse M; JPAS/JRAS Study Group. Association between acute fall in estimated glomerular filtration rate after treatment for primary aldosteronism and long-term decline in renal function. Hypertension. 2019；74（3）：630-638.

20）Akehi Y, Yanase T, Motonaga R, Umakoshi H, Tsuiki M, Takeda Y, Yoneda T, Kurihara I, Itoh H, Katabami T, Ichijo T, Wada N, Shibayama Y, Yoshimoto T, Ashida K, Ogawa Y, Kawashima J, Sone M, Inagaki N, Takahashi K, Fujita M, Watanabe M, Matsuda Y, Kobayashi H, Shibata H, Kamemura K, Otsuki M, Fujii Y, Yamamoto K, Ogo A, Okamura S, Miyauchi S, Fukuoka T, Izawa S, Hashimoto S, Yamada M, Yoshikawa Y, Kai T, Suzuki T, Kawamura T, Naruse M; Japan Primary Aldosteronism Study Group. High prevalence of diabetes in patients with primary aldosteronism（PA）associated with subclinical hypercortisolism and prediabetes more prevalent in bilateral than unilateral PA: a large, multicenter cohort study in Japan. Diabetes Care. 2019；42（5）：938-945.

21）Buffolo F, Li Q, Monticone S, Heinrich DA, Mattei A, Pieroni J, Mei M, Yang S, Hu YH, Yang MC, Sabbadin C, Pizzolo F, Giacchetti G, Fallo F, Veglio F, Reincke M, Wu VC, Mulatero P. Primary aldosteronism and obstructive sleep apnea: a cross-sectional multi-ethnic study. Hypertension. 2019；74（6）：1532-1540.

22）Heinrich DA, Adolf C, Rump LC, Quack I, Quinkler M, Hahner S, Januszewicz A, Seufert J, Willenberg HS, Nirschl N, Sturm L, Beuschlein F, Reincke M. Primary aldosteronism: key characteristics at diagnosis: a trend toward milder forms. Eur J Endocrinol. 2018；178（6）：605-611.

23）Lubitz CC, Economopoulos KP, Sy S, Johanson C, Kunzel HE, Reincke M, Gazelle GS, Weinstein MC, Gaziano TA. Cost-effectiveness of screening for primary aldosteronism and subtype diagnosis in the resistant hypertensive patients. Circ Cardiovasc Qual Outcomes. 2015；8（6）：621-630.

24）Sato M, Morimoto R, Seiji K, Iwakura Y, Ono Y, Kudo M, Satoh F, Ito S, Ishibashi T, Takase K. Cost-effectiveness analysis of the diagnosis and treatment of primary aldosteronism in Japan. Horm Metab Res. 2015；47（11）：826-32.

25）Funder JW, Carey RM, Mantero F, Murad MH, Reincke M, Shibata H, Stowasser M, Young WF Jr. The Management of Primary Aldosteronism: Case Detection, Diagnosis, and Treatment: an Endocrine Society Clinical Practice Guideline. J Clin Endocrinol Metab. 2016；101（5）：1889-1916.

26）Hannemann A, Bidlingmaier M, Friedrich N, Manolopoulou J, Spyroglou A, Völzke H, Beuschlein F, Seissler J, Rettig R, Felix SB, Biffar R, Döring A, Meisinger C, Peters A, Wichmann HE, Nauck M, Wallaschofski H, Reincke M. Screening for primary aldosteronism in hypertensive subjects: results from two German epidemiological studies. Eur J Endocrinol. 2012；167（1）：7-15.

27）Miyaji Y, Kawabata Y, Joki H, Seki S, Mori K, Kamide T, Tamase A, Shima H, Nomura M, Kitamura Y, Nakaguchi H, Minami T, Tsunoda T, Sasaki M, Yamada M, Tanaka F. Primary aldosteronism in patients with acute stroke: prevalence and diagnosis during initial hospitalization. BMC Neurol. 2016；16：177.

28）Sim JJ, Yan EH, Liu IL, Rasgon SA, Kalantar-Zadeh K, Calhoun DA, Derose SF. Positive relationship of sleep apnea to hyperaldosteronism in an ethnically diverse population. J Hypertens. 2011；29（8）：1553-1559.

29）Aglony M, Martínez-Aguayo A, Carvajal CA, Campino C, García H, Bancalari R, Bolte L, Avalos C, Loureiro C, Trejo P, Brinkmann K, Giadrosich V, Mericq V, Rocha A, Avila A, Perez V, Inostroza A, Fardella CE. Frequency of familial hyperaldosteronism type 1 in a hypertensive pediatric population: clinical and biochemical presentation. Hypertension. 2011；57（6）：1117-1121.

30）Mulatero P, Tizzani D, Viola A, Bertello C, Monticone S, Mengozzi G, Schiavone D, Williams TA, Einaudi S, La Grotta A, Rabbia F, Veglio F. Prevalence and characteristics of familial hyperaldosteronism: the PATOGEN study（Primary Aldosteronism in TOrino-GENetic forms）Hypertension. 2011；58（5）：797-803.

31）Morimoto R, Ono Y, Tezuka Y, Kudo M, Yamamoto S, Arai T, Gomez-Sanchez CE, Sasano H, Ito S, Satoh F. Rapid Screening of Primary Aldosteronism by a Novel Chemiluminescent Immunoassay. Hypertension. 2017；70（2）：334-341.

32）Teruyama K, Naruse M, Tsuiki M, Kobayashi H. Novel chemiluminescent immunoassay to measure plasma aldosterone and plasma active renin concentrations for the diagnosis of primary aldosteronism. J Human Hypertens, 2021 https://doi.org/10.1038/s41371-020-00465-5

33）Young WF. Primary aldosteronism: renaissance of a syndrome. Clin Endocrinol（Oxf）. 2007；66（5）：607-618.

34）Kaplan NM. Primary aldosteronism: evidence against a second epidemic. J Hypertens. 2021；30（10）：1899-1902.

35）Ducher M, Mounier-Véhier C, Baguet JP, Tartière JM, Sosner P, Régnier-Le Coz S, Perez L, Fourcade J, Jabourek O, Lejeune S, Stolz A, Fauvel JP. Aldosterone-to-renin ratio for diagnosing aldosterone-producing adenoma: a multicentre study. Arch Cardiovasc Dis. 2012；105（12）：623-630.

36）Unger N, Lopez Schmidt I, Pitt C, Walz MK, Philipp T, Mann K, Petersenn S. Comparison of active renin concentration and plasma renin activity for the diagnosis of primary hyperaldosteronism in patients with an adrenal mass. Eur J Endocrinol. 2004；150（4）：517-523.

37）Leung AA, Orton DJ, Chin A, Sadrzadeh H, Kline GA. Novel Approach to Establishing an Aldosterone: Renin Ratio Cutoff for Primary Aldosteronism. Hypertension. 2017；69（3）：450-456.

38）Burrello J, Monticone S, Buffolo F, Lucchiari M, Tetti M, Rabbia F, Mengozzi G, Williams TA, Veglio F, Mulatero P. Diagnostic accuracy of aldosterone and renin measurement by chemiluminescent immunoassay and radioimmunoassay in primary aldosteronism. J Hypertens. 2016；34（5）：920-927.

39）Yin G, Zhang S, Yan L, Wu M, Xu M, Li F, Cheng H. Effect of age on aldosterone/renin ratio（ARR）and comparison of screening accuracy of ARR plus elevated serum aldosterone concentration for primary aldosteronism screening in different age groups. Endocrine. 2012；42（1）：182-189.

40）Luo Q, Li NF, Yao XG, Zhang DL, Abulikemu SF, Chang GJ, Zhou KM, Wang GL, Wang MH, Ouyang WJ, Cheng QY, Jia Y. Potential effects of age on screening for primary aldosteronism. J Hum Hypertens. 2016；30（1）：53-61.

41）日本内分泌学会「血中アルドステロン測定の標準化検討」委員会 編集．血中アルドステロン測定の互換性確認試験報告書．2020.

42）Nishikawa T, Omura M, Kawaguchi M, Takatsu A, Satoh F, Ito S, Kurihara I, Itoh H, Yanase T, Shibata H, Oki Y, Naruse M, Sakurai K, Sasamoto H, Kuwa K. Calibration and evaluation of routine methods by serum certified reference material for aldosterone measurement in blood. Endocr J. 2016；63（12）：1065-1080.

43）Ozeki Y, Tanimura Y, Nagai S, Nomura T, Kinoshita M, Shibuta K, Matsuda N, Miyamoto S, Yoshida Y, Okamoto M, Gotoh K, Masaki T, Kambara K, and Shibata H. Development of a new chemiluminescent enzyme immunoassay using a two-step-sandwich method for measuring aldosterone concentrations. Diagnostics（Basel）. 2021；11（3）：433.

44）Thuzar M, Young K, Ahmed AH, Ward G, Wolley M, Guo Z, Gordon RD, McWhinney BC, Ungerer JP, Stowasser M. Diagnosis of primary aldosteronism by seated saline suppression test-variability between immunoassay and HPLC-MS/MS. J Clin Endocrinol Metab. 2020；105（3）：dgz150.

45）Tiu SC, Choi CH, Shek CC, Ng YW, Chan FK, Ng CM, Kong AP. The use of aldosterone-renin ratio as a diagnostic test for primary hyperaldosteronism and its test characteristics under different conditions of blood sampling. J Clin Endocrinol Metab. 2005；90（1）：72-78.

46）Mulatero P, Rabbia F, Milan A, Paglieri C, Morello F, Chiandussi L, Veglio F. Drug effects on aldosterone/plasma renin activity ratio in primary aldosteronism. Hypertension. 2002；40（6）：897-902.

47）Seifarth C, Trenkel S, Schobel H, Hahn EG, Hensen J. Influence of antihypertensive medication on aldosterone and renin concentration in the differential diagnosis of essential hypertension and primary aldosteronism. Clin Endocrinol（Oxf）. 2002；57（4）：457-465.

48）Murase K, Nagaishi R, Takenoshita H, Nomiyama T, Akehi Y, Yanase T. Prevalence and clinical characteristics of primary aldosteronism in Japanese patients with type 2 diabetes mellitus and hypertension. Endocr J. 2013；60（8）：967-976.

49）Nagasawa M, Yamamoto K, Rakugi H, Takeda M, Akasaka H, Umakoshi H, Tsuiki M, Takeda Y, Kurihara I, Itoh H, Ichijo T, Katabami T, Wada N, Shibayama Y, Yoshimoto T, Ogawa Y, Kawashima J, Sone M, Inagaki N, Takahashi K, Fujita M, Watanabe M, Matsuda Y, Kobayashi H, Shibata H, Kamemura K, Otsuki M, Fujii Y, Ogo A, Okamura S, Miyauchi S, Yanase T, Suzuki T, Kawamura T, Naruse M; JPAS Study Group. Influence of antihypertensive drugs in the subtype diagnosis of primary aldosteronism by adrenal venous sampling. J Hypertens. 2019；37（7）：1493-1499.

50）西川哲男，桑 克彦．アルドステロン測定の標準化の現状．糖尿病・内分泌代謝科，2021；52（2）：496-503.

51）Morera J, Reznik Y. Management of endocrine disease: The role of confirmatory tests in the diagnosis of primary aldosteronism. Eur J Endocrinol. 2019；180（2）：R45-R58.

52）Saiki A, Tamada D, Hayashi R, Mukai K, Kitamura T, Takahara M, Otsuki M, Shimomura I. The number of positive confirmatory tests is associated with the clinical presentation and incidence of cardiovascular and cerebrovascular events in primary aldosteronism. Hypertens Res. 2019；42（8）：1186-1191.

53）Wu S, Yang J, Hu J, Song Y, He W, Yang S, Luo R, Li Q. Confirmatory tests for the diagnosis of primary aldosteronism: a systematic review and meta-analysis. Clin Endocrinol（Oxf）. 2019；90（5）：641-648.

54）Wu J, Tian W, Zhang L, Zhang J, Zhou B. Assessing the quality of guidelines for primary aldosteronism: which guidelines are worth applying in diverse settings? J Hypertens. 2019；37（7）：1500-1512.

55）Rossi GP, Belfiore A, Bernini G, Desideri G, Fabris B, Ferri C, Giacchetti G, Letizia C, Maccario M, Mallamaci F, Mannelli M, Palumbo G, Rizzoni D, Rossi E, Agabiti-Rosei E, Pessina AC, Mantero F; Primary Aldosteronism Prevalence in Italy Study Investigators. Comparison of the captopril and the saline infusion test for excluding aldosterone-producing adenoma. Hypertension. 2007；50（2）：424-431.

56）Song Y, Yang S, He W, Hu J, Cheng Q, Wang Y, Luo T, Ma L, Zhen Q, Zhang S, Mei M, Wang Z, Qing H, Bruemmer D, Peng B, Li Q; Chongqing Primary Aldosteronism Study（CONPASS）Group. Confirmatory tests for the diagnosis of primary aldosteronism: a prospective diagnostic accuracy study. Hypertension. 2018；71（1）：118-124.

57）Kidoguchi S, Sugano N, Hayashi-Ishikawa N, Morisawa N, Tokudome G, Yokoo T. The characteristics of captopril challenge test-positive patients using various criteria. J Renin Angiotensin Aldosterone Syst. 2019；20（3）：1470320319870891

58）Stowasser M, Ahmed AH, Cowley D, Wolley M, Guo Z, McWhinney BC, Ungerer JP, Gordon RD. Comparison of seated with recumbent saline suppression testing for the diagnosis of primary aldosteronism. J Clin Endocrinol Metab. 2018；103（11）：4113-4124.

59）Ceral J, Malirova E, Ballon M, Solar M. The role of urinary aldosterone for the diagnosis of primary aldosteronism. Horm Metab Res. 2014；46（9）：663-667.

60）Reznik Y, Amar L, Tabarin A. SFE/SFHTA/AFCE consensus on primary aldosteronism, part 3: confirmatory testing. Ann Endocrinol（Paris）. 2016；77（3）：202-207.

61）Vivien M, Deberles E, Morello R, Haddouche A, Guenet D, Reznik Y. Evaluation of biochemical conditions allowing bypass of confirmatory testing in the workup of primary aldosteronism: a retrospective study in a French hypertensive population. Horm Metab Res. 2019；51（3）：172-177.

62）Kawashima J, Araki E, Naruse M, Kurihara I, Takahashi K, Tamura K, Kobayashi H, Okamura S, Miyauchi S, Yamamoto K, Izawa S, Suzuki T, Tanabe A. Baseline plasma aldosterone level and renin activity allowing omission of confirmatory testing in primary aldosteronism. J Clin Endocrinol Metab. 2020；105（5）：dgaa117.

63）Umakoshi H, Sakamoto R, Matsuda Y, Yokomoto-Umakoshi M, Nagata H, Fukumoto T, Ogata M, Ogawa Y. Role of aldoster-one and potassium levels in sparing confirmatory tests in primary aldosteronism. J Clin Endocrinol Metab. 2020；105（4）：dgz148.

64）Wang K, Hu J, Yang J, Song Y, Fuller PJ, Hashimura H, He W, Feng Z, Cheng Q, Du Z, Wang Z, Ma L, Yang S, Li Q. Devel-opment and validation of criteria for sparing confirmatory tests in diagnosing primary aldosteronism. J Clin Endocrinol Metab 2020；105（7）：dgaa282.

65）Gerards J, Heinrich DA, Adolf C, Meisinger C, Rathmann W, Sturm L, Nirschl N, Bidlingmaier M, Beuschlein F, Thorand B, Peters A, Reincke M, Roden M, Quinkler M. Impaired glucose metabolism in primary aldosteronism is associated with corti-sol cosecretion. J Clin Endocrinol Metab. 2019；104（8）：3192-3202.

66）Inoue K, Yamazaki Y, Tsurutani Y, Suematsu S, Sugisawa C, Saito J, Omura M, Sasano H, Nishikawa T. Evaluation of cortisol production in aldosterone-producing adenoma. Horm Metab Res. 2017；49（11）：847-853.

67）Hiraishi K, Yoshimoto T, Tsuchiya K, Minami I, Doi M, Izumiyama H, Sasano H, Hirata Y. Clinicopathological features of primary aldosteronism associated with subclinical Cushing's syndrome. Endocr J. 201；58（7）：543-551.

68）Späth M, Korovkin S, Antke C, Anlauf M, Willenberg HS. Aldosterone- and cortisol-co-secreting adrenal tumors: the lost sub-type of primary aldosteronism. Eur J Endocrinol. 2011；164（4）：447-455.

69）Nakajima Y, Yamada M, Taguchi R, Satoh T, Hashimoto K, Ozawa A, Shibusawa N, Okada S, Monden T, Mori M. Cardiovas-cular complications of patients with aldosteronism associated with autonomous cortisol secretion. J Clin Endocrinol Metab. 2011；96（8）：2512-2518.

70）Ohno Y, Sone M, Inagaki N, Takeda Y, Kurihara I, Tsuiki M, Ichijo T, Wada N, Katabami T, Ogawa Y, Okamura S, Fukuoka T, Kai T, Izawa S, Yoshikawa Y, Hashimoto S, Yamada M, Chiba Y, Naruse M; JPAS/JRAS Study Group. Latent autonomous cortisol secretion from apparently nonfunctioning adrenal tumor in nonlateralized hyperaldosteronism. J Clin Endocrinol Metab. 2019；104（10）：4382-4389.

71）Rossi GP, Auchus RJ, Brown M, Lenders JW, Naruse M, Plouin PF, Satoh F, Young WF Jr. An expert consensus statement on use of adrenal vein sampling for the subtyping of primary aldosteronism. Hypertension. 2014；63（1）：151-160.

72）Yanase T, Oki Y, Katabami T, Otsuki M, Kageyama K, Tanaka T, Kawate H, Tanabe M, Doi M, Akehi Y, Ichijo T. New diag-nostic criteria of adrenal subclinical Cushing's syndrome: opinion from the Japan Endocrine Society. Endocr J. 2018；65（4）：383-393.

73）Katabami T, Fukuda H, Tsukiyama H, Tanaka Y, Takeda Y, Kurihara I, Ito H, Tsuiki M, Ichijo T, Wada N, Shibayama Y, Yoshi-moto T, Ogawa Y, Kawashima J, Sone M, Inagaki N, Takahashi K, Fujita M, Watanabe M, Matsuda Y, Kobayashi H, Shibata H, Kamemura K, Otsuki M, Fujii Y, Yamamoto K, Ogo A, Yanase T, Suzuki T, Naruse M; JPAS/JRAS Study Group. Clinical and biochemical outcomes after adrenalectomy and medical treatment in patients with unilateral primary aldosteronism. J Hy-pertens. 2019；37（7）：1513-1520.

74）Chen YY, Lin YH, Huang WC, Chueh E, Chen L, Yang SY, Lin PC, Lin LY, Lin YH, Wu VC, Chu TS, Wu KD. Adrenalecto-my improves the long-term risk of end-stage renal disease and mortality of primary aldosteronism. J Endocr Soc. 2019；3（6）：1110-1126.

75）Kamemura K, Wada N, Ichijo T, Matsuda Y, Fujii Y, Kai T, Fukuoka T, Sakamoto R, Ogo A, Suzuki T, Umakoshi H, Tsuiki M, Naruse M. Significance of adrenal computed tomography in predicting laterality and indicating adrenal vein sampling in pri-mary aldosteronism. J Hum Hypertens. 2017；31（3）：195-199.

76）Umakoshi H, Tsuiki M, Takeda Y, Kurihara I, Itoh H, Katabami T, Ichijo T, Wada N, Yoshimoto T, Ogawa Y, Kawashima J, Sone M, Inagaki N, Takahashi K, Watanabe M, Matsuda Y, Kobayashi H, Shibata H, Kamemura K, Otsuki M, Fujii Y, Yama-mto K, Ogo A, Yanase T, Suzuki T, Naruse M; JPAS Study Group. Significance of computed tomography and serum potassium in predicting subtype diagnosis of primary aldosteronism. J Clin Endocrinol Metab. 2018；103（3）：900-908.

77）Ladurner R, Sommerey S, Buechner S, Dietz A, Degenhart C, Hallfeldt K, Gallwas J. Accuracy of adrenal imaging and adre-nal venous sampling in diagnosing unilateral primary aldosteronism. Eur J Clin Invest. 2017；47（5）：372-377.

78）Kempers MJ, Lenders JW, van Outheusden L, van der Wilt GJ, Schultze Kool LJ, Hermus AR, Deinum J. Systematic review: diagnostic procedures to differentiate unilateral from bilateral adrenal abnormality in primary aldosteronism. Ann Intern Med. 2009；151（5）：329-337.

79）Umakoshi H, Ogasawara T, Takeda Y, Kurihara I, Itoh H, Katabami T, Ichijo T, Wada N, Shibayama Y, Yoshimoto T, Ogawa Y, Kawashima J, Sone M, Inagaki N, Takahashi K, Watanabe M, Matsuda Y, Kobayashi H, Shibata H, Kamemura K, Otsuki M, Fujii Y, Yamamto K, Ogo A, Yanase T, Okamura S, Miyauchi S, Suzuki T, Tsuiki M, Naruse M. Accuracy of adrenal computed tomography in predicting the unilateral subtype in young patients with hypokalaemia and elevation of aldosterone in primary aldosteronism. Clin Endocrinol（Oxf）. 2018；88（5）：645-651.

80）Williams TA, Burrello J, Sechi LA, Fardella CE, Matrozova J, Adolf C, Baudrand R, Bernardi S, Beuschlein F, Catena C, Doumas M, Fallo F, Giacchetti G, Heinrich DA, Saint-Hilary G, Jansen PM, Januszewicz A, Kocjan T, Nishikawa T, Quinkler M, Satoh F, Umakoshi H, Widimský J Jr, Hahner S, Douma S, Stowasser M, Mulatero P, Reincke M. Computed tomography and adrenal venous sampling in the diagnosis of unilateral primary aldosteronism. Hypertension. 2018；72（3）：641-649.

81）Kobayashi H, Abe M, Soma M, Takeda Y, Kurihara I, Itoh H, Umakoshi H, Tsuiki M, Katabami T, Ichijo T, Wada N, Yoshimo-to T, Ogawa Y, Kawashima J, Sone M, Inagaki N, Takahashi K, Watanabe M, Matsuda Y, Shibata H, Kamemura K, Yanase T, Otsuki M, Fujii Y, Yamamoto K, Ogo A, Nanba K, Tanabe A, Suzuki T, Naruse M; JPAS Study Group. Development and vali-dation of subtype prediction scores for the workup of primary aldosteronism. J Hypertens. 2018；36（11）：2269-2276.

82）Lingam RK, Sohaib SA, Rockall AG, Isidori AM, Chew S, Monson JP, Grossman A, Besser GM, Reznek RH. Diagnostic per-formance of CT versus MR in detecting aldosterone-producing adenoma in primary hyperaldosteronism（Conn's syndrome）.

Eur Radiol. 2004；14（10）：1787-1792.

83) Raman SP, Lessne M, Kawamoto S, Chen Y, Salvatori R, Prescott JD, Fishman EK. Diagnostic performance of multidetector computed tomography in distinguishing unilateral from bilateral abnormalities in primary hyperaldosteronism: comparison of multidetector computed tomography with adrenal vein sampling. J Comput Assist Tomogr. 2015；39（3）：414-418.

84) Ota H, Seiji K, Kawabata M, Satani N, Omata K, Ono Y, Iwakura Y, Morimoto R, Matsuura T, Kudo M, Tominaga J, Satoh F, Ito S, Takase K. Dynamic multidetector CT and non-contrast-enhanced MR for right adrenal vein imaging: comparison with catheter venography in adrenal venous sampling. Eur Radiol. 2016；26（3）：622-630.

85) Morita S, Nishina Y, Yamazaki H, Sonoyama Y, Ichihara A, Sakai S. Dual adrenal venous phase contrast-enhanced MDCT for visualization of right adrenal veins in patients with primary aldosteronism. Eur Radiol. 2016；26（7）：2073-2077.

86) Japanese Society of Nephrology. Essential points from Evidence-based Clinical Practice Guidelines for Chronic Kidney Disease 2018. Clin Exp Nephrol. 2019 23（1）：1-15.

87) Isaka Y, Hayashi H, Aonuma K, Horio M, Terada Y, Doi K, Fujigaki Y, Yasuda H, Sato T, Fujikura T, Kuwatsuru R, Toei H, Murakami R, Saito Y, Hirayama A, Murohara T, Sato A, Ishii H, Takayama T, Watanabe M, Awai K, Oda S, Murakami T, Yagyu Y, Joki N, Komatsu Y, Miyauchi T, Ito Y, Miyazawa R, Kanno Y, Ogawa T, Hayashi H, Koshi E, Kosugi T, Yasuda Y; Japanese Society of Nephrology, Japan Radiological Society, and Japanese Circulation Society Joint Working Group. Guideline on the use of iodinated contrast media in patients with kidney disease 2018. Clin Exp Nephrol. 2020；24（1）：1-44.

88) ACR Committee on Drugs and Contrast Media. ACR Manual on Contrast Media 2020. American College of Radiology. 2020. https://www.acr.org/Clinical-Resources/Contrast-Manual.

89) 日本医学放射学会造影剤安全性管理委員会．ヨード造影剤ならびにガドリニウム造影剤の急性副作用発症の危険性低減を目的としたステロイド前投薬に関する提言（2018 年 11 月改訂版）日本医学放射線学会．2018．http://www.radiology.jp/member_info/safty/20181115.html

90) Mitsuba N, Kurisu S, Kato Y, Ishibashi K, Fujii Y, Dohi Y, Nishioka K, Kihara Y. Adrenal venous sampling by using gadopentetate dimeglumine in patients with contraindications for iodinated contrast agents. Int J Cardiol. 2012；157（2）：e23-25.

91) Yen RF, Wu VC, Liu KL, Cheng MF, Wu YW, Chueh SC, Lin WC, Wu KD, Tzen KY, Lu CC; TAIPAI Study Group. 131I-6beta-iodomethyl-19-norcholesterol SPECT/CT for primary aldosteronism patients with inconclusive adrenal venous sampling and CT results. J Nucl Med. 2009；50（10）：1631-1637.

92) Di Martino M, García Sanz I, Muñoz de Nova JL, Marín Campos C, Martínez Martín M, Domínguez Gadea L. NP-59 test for preoperative localization of primary hyperaldosteronism. Langenbecks Arch Surg. 2017；402（2）：303-308.

93) Nomura K, Kusakabe K, Maki M, Ito Y, Aiba M, Demura H. Iodomethylnorcholesterol uptake in an aldosteronoma shown by dexamethasone-suppression scintigraphy: relationship to adenoma size and functional activity. J Clin Endocrinol Metab. 1990；71（4）：825-830.

94) Xiao L, Jiang Y, Zhang C, Jiang L, Zhou W, Su T, Ning G, Wang W. A novel clinical nomogram to predict bilateral hyperaldosteronism in Chinese patients with primary aldosteronism. Clin Endocrinol（Oxf）. 2019；90（6）：781-788.

95) Ohno Y, Sone M, Inagaki N, Yamasaki T, Ogawa O, Takeda Y, Kurihara I, Umakoshi H, Ichijo T, Katabami T, Wada N, Ogawa Y, Yoshimoto T, Kawashima J, Watanabe M, Matsuda Y, Kobayashi H, Shibata H, Miyauchi S, Kamemura K, Fukuoka T, Yamamoto K, Otsuki M, Suzuki T, Naruse M; JPAS Study Group. Obesity as a key factor underlying idiopathic hyperaldosteronism. J Clin Endocrinol Metab. 2018；103（12）：4456-4464.

96) Akasaka H, Yamamoto K, Rakugi H, Nagasawa M, Nakamaru R, Ichijo T, Takeda Y, Kurihara I, Katabami T, Tsuiki M, Wada N, Ogawa Y, Kawashima J, Sone M, Kamemura K, Yoshimoto T, Matsuda Y, Fujita M, Kobayashi H, Watanabe M, Tamura K, Okamura S, Miyauchi S, Izawa S, Chiba Y, Tanabe A, Naruse M; Japan Primary Aldosteronism Study Group. Sex difference in the association between subtype distribution and age at diagnosis in patients with primary aldosteronism. Hypertension. 2019；74（2）：368-374.

97) Vonend O, Ockenfels N, Gao X, Allolio B, Lang K, Mai K, Quack I, Saleh A, Degenhart C, Seufert J, Seiler L, Beuschlein F, Quinkler M, Podrabsky P, Bidlingmaier M, Lorenz R, Reincke M, Rump LC; German Conn's Registry. Adrenal venous sampling: evaluation of the German Conn's Registry. Hypertension. 2011；57（5）：990-995.

98) Jakobsson H, Farmaki K, Sakinis A, Ehn O, Johannsson G, Ragnarsson O. Adrenal venous sampling: the learning curve of a single interventionalist with 282 consecutive procedures. Diagn Interv Radiol 2018；24（2）：89-93.

99) Wolley MJ, Ahmed AH, Gordon RD, Stowasser M. Does ACTH improve the diagnostic performance of adrenal vein sampling for subtyping primary aldosteronism? Clin Endocrinol（Oxf）」2016；85（5）：703-709.

100) Takeda Y, Umakoshi H, Takeda Y, Yoneda T, Kurihara I, Katabami T, Ichijo T, Wada N, Yoshimoto T, Ogawa Y, Kawashima J, Sone M, Takahashi K, Watanabe M, Matsuda Y, Kobayashi H, Shibata H, Kamemura K, Otsuki M, Fujii Y, Yamamto K, Ogo A, Yanase T, Suzuki T, Naruse M; JPAS Study Group. Impact of adrenocorticotropic hormone stimulation during adrenal venous sampling on outcomes of primary aldosteronism. J Hypertens. 2019；37（5）：1077-1082.

101) Onozawa S, Murata S, Tajima H, Yamaguchi H, Mine T, Ishizaki A, Sugihara H, Oikawa S, Kumita S. Evaluation of right adrenal vein cannulation by computed tomography angiography in 140 consecutive patients undergoing adrenal venous sampling. Eur J of Endocrinol. 2014；170（4）：601-608.

102) Chang CC, Lee BC, Chang YC, Wu VC, Huang KH, Liu KL; TAIPAI Study Group. Comparison of C-arm computed tomography and on-site quick cortisol assay for adrenal venous sampling: a retrospective study of 178 patients. Eur Radiol. 2017；27（12）：5006-5014.

103) Omura K, Ota H, Takahashi Y, Matsuura T, Seiji K, Arai Y, Morimoto R, Satoh F, Takase K. Anatomical variations of the right adrenal vein concordance between multidetector computed tomography and catheter venography. Hypertension. 2017；69（3）：428-434.

104）Onozawa S, Murata S, Yamaguchi H, Mine T, Yasui D, Sugihara H, Tajima H. Can an enhanced thin-slice computed tomography delineate the right adrenal vein and improve the success rate? Jpn J of Radiol. 2016；34（9）：611-619.

105）Araki T, Okada H, Onishi H. Does catheter shape influence the success of right adrenal venous sampling? the interaction of catheter shape to anatomical factors on CT. Jpn J of Radiol. 2016；34（11）：707-717.

106）Chang CC, Lee BC, Liu KL, Chang YC, Wu VC, Huang KH. Non-stimulated adrenal venous sampling using Dyna computed tomography in patients with primary aldosteronism. Sci Rep. 2016；6：37143.

107）Yoneda T, Karashima S, Kometani M, Usukura M, Demura M, Sanada J, Minami T, Koda W, Gabata T, Matsui O, Idegami K, Takamura Y, Tamiya E, Oe M, Nakai M, Mori S, Terayama N, Matsuda Y, Kamemura K, Fujii S, Seta T, Sawamura T, Okuda R, Takeda Y, Hayashi K, Yamagishi M, Takeda Y. Impact of new quick gold nanoparticle-based cortisol assay during adrenal vein sampling for primary aldosteronism. J Clin Endocrinol Metab. 2016；101（6）：2554-2561.

108）Rossi GP, Barisa M, Allolio B, Auchus RJ, Amar L, Cohen D, Degenhart C, Deinum J, Fischer E, Gordon R, Kickuth R, Kline G, Lacroix A, Magill S, Miotto D, Naruse M, Nishikawa T, Omura M, Pimenta E, Plouin PF, Quinkler M, Reincke M, Rossi E, Rump LC, Satoh F, Schultze Kool L, Seccia TM, Stowasser M, Tanabe A, Trerotola S, Vonend O, Widimsky J Jr, Wu KD, Wu VC, Pessina AC. The adrenal vein sampling international study（AVIS）for identifying the major subtypes of primary aldosteronism. J Clin Endocrinol Metab. 2012；97（5）：1606-1614.

109）Kobayashi H, Nakamura Y, Abe M, Kurihara I, Itoh H, Ichijo T, Takeda Y, Yoneda T, Katabami T, Tsuiki M, Wada N, Ogawa Y, Sakamoto R, Kawashima J, Sone M, Inagaki N, Yoshimoto T, Yamada T, Okamoto R, Matsuda Y, Fujita M, Watanabe M, Tamura K, Tanabe A, Naruse M; JPAS/JRAS Study Group. Effect of cosyntropin during adrenal venous sampling on subtype of primary aldosteronism: analysis of surgical outcome. Eur J Endocrinol. 2020；182（3）：265-273.

110）Satoh F, Abe T, Tanemoto M, Nakamura M, Abe M, Uruno A, Morimoto R, Sato A, Takase K, Ishidoya S, Arai Y, Suzuki T, Sasano H, Ishibashi T, Ito S. Localization of aldosterone-producing adrenocortical adenomas: significance of adrenal venous sampling. Hypertens Res. 2007；30（11）：1083-1095.

111）Phillips JL, Walther MM, Pezzullo JC, Rayford W, Choyk PL, Berman AA, Linehan WM, Doppman JL, Gill JR Jr. Predictive value of preoperative tests in discriminating bilateral adrenal hyperplasia from an aldosterone-producing adrenal adenoma. J Clin Endocrinol Metab. 2000；85（12）：4526-4533.

112）Seccia TM, Miotto D, De Toni R, Pitter G, Mantero F, Pessina AC, Rossi GP. Adrenocorticotropic hormone stimulation during adrenal vein sampling for identifying surgically curable subtypes of primary aldosteronism: comparison of 3 different protocols. Hypertension. 2009；53（3）：761-766.

113）Tanemoto M, Suzuki T, Abe M, Abe T, Ito S. Physiologic variance of corticotropin affects diagnosis in adrenal vein sampling. Eur J Endocrinol. 2009；160（3）：459-463.

114）Young WF, Stanson AW, Thompson GB, Grant CS, Farley DR, van Heerden JA. Role for adrenal venous sampling in primary aldosteronism. Surgery. 2004；136（6）：1227-1235.

115）Ceral J, Solar M, Krajina A, Ballon M, Suba P, Cap J. Adrenal venous sampling in primary aldosteronism: a low dilution of adrenal venous blood is crucial for a correct interpretation of the results. Eur J Endocrinol. 2010；162（1）：101-107.

116）Rossitto G, Amar L, Azizi M, Riester A, Reincke M, Degenhart C, Widimsky J, Naruse M, Deinum J, Schultzekool L, Kocjan T, Negro A, Rossi E, Kline G, Tanabe A, Satoh F, Rump LC, Vonend O, Willenberg HS, Fuller P, Yang J, Nian Chee NY, Magill SB, Shafigullina Z, Quinkler M, Oliveras A, Chang CC, Wu VC, Somloova Z, Maiolino G, Barbiero G, Battistel M, Lenzini L, Quaia E, Pessina AC, Rossi GP. Subtyping of Primary Aldosteronism in the AVIS-2 Study: Assessment of Selectivity and Lateralization. J Clin Endocrinol Metab. 2020；105（6）：dgz017.

117）Shibayama Y, Wada N, Naruse M, Kurihara I, Ito H, Yoneda T, Takeda Y, Umakoshi H, Tsuiki M, Ichijo T, Fukuda H, Katabami T, Yoshimoto T, Ogawa Y, Kawashima J, Ohno Y, Sone M, Fujita M, Takahashi K, Shibata H, Kamemura K, Fujii Y, Yamamoto K, Suzuki T. The occurrence of apparent bilateral aldosterone suppression in adrenal vein sampling for primary aldosteronism. J Endocr Soc. 2018；2（5）：398-407.

118）Strajina V, Al-Hilli Z, Andrews JC, Bancos I, Thompson GB, Farley DR, Lyden ML, Dy BM, Young WF, McKenzie TJ. Primary aldosteronism: making sense of partial data sets from failed adrenal venous sampling-suppression of adrenal aldosterone production can be used in clinical decision making. Surgery. 2018；163（4）：801-806.

119）Wang TS, Kline G, Yen TW, Yin Z, Liu Y, Rilling W, So B, Findling JW, Evans DB, Pasieka JL. A multi-institutional comparison of adrenal venous sampling in patients with primary aldosteronism: caution advised if successful bilateral adrenal vein sampling is not achieved. World J Surg. 2018；42（2）：466-472.

120）Fujii Y, Umakoshi H, Wada N, Ichijo T, Kamemura K, Matsuda Y, Kai T, Fukuoka T, Sakamoto R, Ogo A, Suzuki T, Nanba K, Tsuiki M, Naruse M; WAVES-J Study Group. Subtype prediction of primary aldosteronism by combining aldosterone concentrations in the left adrenal vein and inferior vena cava: a multicenter collaborative study on adrenal venous sampling. J Human Hypertens. 2018；32（1）：12-19.

121）Goupil R, Wolley M, Ahmed AH, Gordon RD, Stowasser M. Does concomitant autonomous adrenal cortisol overproduction have the potential to confound the interpretation of adrenal venous sampling in primary aldosteronism? Clin Endocrinol（Oxf）. 2015；83（4）：456-461.

122）Kishino M, Yoshimoto T, Nakadate M, Katada Y, Kanda E, Nakaminato S, Saida Y, Ogawa Y, Tateishi U. Optimization of left adrenal vein sampling in primary aldosteronism: coping with asymmetrical cortisol secretion. Endocr J. 2017；64（3）：347-355.

123）Takeda M, Yamamoto K, Akasaka H, Rakugi H, Naruse M, Takeda Y, Kurihara I, Itoh I, Umakoshi H, Tsuiki M, Ichijo I, Katabami T, Wada N, Shibayama Y, Yoshimoto T, Ogawa Y, Kawashima J, Sone M, Inagaki N, Takahashi K, Fujita M, Watanabe M, Matsuda Y, Kobayashi H, Shibata H, Kamemura K, Otsuki M, Fujii Y, Ogo A, Okamura S, Miyauchi S, Yanase T, Suzuki T,

Kawamura T, JPAS Study Group. Clinical characteristics and postoperative outcomes of primary aldosteronism in the elderly. J Clin Endocrinol Metab. 2018. 103（10）：3620-3629.

124）Williams TA, Lenders JWM, Mulatero P, Burrello J, Rottenkolber M, Adolf C, Beuschlein F, Satoh F, Morimoto R, Amar L, Quinkler M, Deinum J, Kitamoto K, Nishikawa T, Pham U, Stowasser M, Umakoshi H, Naruse M, Prejbisz A, Kocjan T, Young WF Jr, Gomez-Sanchez CE, Funder JW, Reincke M. Outcomes after adrenalectomy for unilateral primary aldosteronism: an international consensus on outcome measures and analysis of remission rates in an international cohort. Lancet Diabetes Endocrinol 2017；5（9）：689-699.

125）Umakoshi H, Tsuiki M, Yokomoto-Umakoshi M, Takeda Y, Takashi Y, Kurihara I, Itoh H, Katabami T, Ichijo T, Wada N, Shibayama Y, Yoshimoto T, Ashida K, Ogawa Y, Kawashima J, Sone M, Inagaki N, Takahashi K, Watanabe M, Matsuda Y, Kobayashi H, Shibata H, Kamemura K, Otsuki M, Fujii Y, Yamamto K, Ogo A, Okamura S, Miyauchi S, Fukuoka T, Izawa S, Yanase T, Hashimoto S, Yamada M, Yoshikawa Y, Kai T, Suzuki T, Kawamura T, Naruse M. Correlation between lateralization index of adrenal venous sampling and standardized outcome in primary aldosteronism. J Endocr Soc. 2018；2（8）：893-902.

126）Umakoshi H, Naruse M, Wada N, Ichijo T, Kamemura K, Matsuda Y, Fujii Y, Kai T, Fukuoka T, Sakamoto R, Ogo A, Suzuki T, Nanba K, Tsuiki M; WAVES-J Study Group. Adrenal venous sampling in patients with positive screening but negative confirmatory testing for primary aldosteronism. Hypertension. 2016；67（5）：1014-1019.

127）Benham JL, Eldoma M, Khokhar B, Roberts DJ, Rabi DM, Kline GA. Proportion of patients with hypertension resolution following adrenalectomy for primary aldosteronism: a systematic review and meta-analysis. J Clin Hypertens（Greenwich）. 2016；18（12）：1205-1212.

128）Nakamaru R, Yamamoto K, Rakugi H, Akasaka H, Kurihara I, Ichijo T, Takeda Y, Katabami T, Tsuiki M, Wada N, Ogawa Y, Kawashima J, Sone M, Yoshimoto T, Okamoto R, Fujita M, Kobayashi H, Tamura K, Kamemura K, Okamura S, Kakutani M, Tanabe A, Naruse M; JPAS/JRAS Study Group. Obesity predicts persistence of resistant hypertension after surgery in patients with primary aldosteronism. Clin Endocrinol（Oxf）. 2020；93（3）：229-237.

129）Satoh M, Maruhashi T, Yoshida Y, Shibata H. Systematic review of the clinical outcomes of mineralocorticoid receptor antagonist treatment versus adrenalectomy in patients with primary aldosteronism. Hypertens Res. 2019；42（6）：817-824.

130）Hundemer GL, Curhan GC, Yozamp N, Wang M, Vaidya A. Incidence of atrial fibrillation and mineralocorticoid receptor activity in patients with medically and surgically treated primary aldosteronism. JAMA Cardiol. 2018；3（8）：768-774.

131）Hundemer GL, Gary C Curhan GC, Yozamp N, Wang M, Vaidya A. Renal Outcomes in Medically and Surgically Treated Primary Aldosteronism. Hypertension. 2018；72（3）：658-666.

132）Hundemer GL, Curhan GC, Yozamp N, Wang M, Vaidya A. Cardiometabolic outcomes and mortality in medically treated primary aldosteronism: a retrospective cohort study. Lancet Diabetes Endocrinol. 2018；6（1）：51-59.

133）Kobayashi Y, Haze T, Yano Y, Tamura K, Kurihara I, Ichijo T, Yoneda T, Katabami T, Tsuiki M, Wada N, Ogawa Y, Kawashima J, Sone M, Inagaki N, Yamada T, Okamoto R, Fujita M, Kamemura K, Yamamoto K, Izawa S, Tanabe A, Naruse M; JPAS/JRAS Study Group. Associations Between Changes in Plasma Renin Activity and Aldosterone Concentrations and Changes in Kidney Function After Treatment for Primary Aldosteronism. Kidney Int Rep. 2020；5（8）：1291-1297.

134）Kyo S, Imanaka K, Masuda M, Miyata T, Morita K, Morota T, Nomura M, Saiki Y, Sawa Y, Sueda T, Ueda Y, Yamazaki K, Yozu R, Iwamoto M, Kawamoto S, Koyama I, Kudo M, Matsumiya G, Orihashi K, Oshima H, Saito S, Sakamoto Y, Shigematsu K, Taketani T, Komuro I, Takamoto S, Tei C, Yamamoto F, on behalf of the Japanese Circulation Society Joint Working Group. Guidelines for perioperative cardiovascular evaluation and management for noncardiac surgery（JCS 2014）. Digest Version Circ J. 2017；81（2）：245-67.

135）Wada N, Shibayama Y, Umakoshi H, Ichijo T, Fujii Y, Kamemura K, Kai T, Sakamoto R, Ogo A, Matsuda Y, Fukuoka T, Tsuiki M, Suzuki T, Naruse M. Hyperkalemia in both surgically and medically treated patients with primary aldosteronism. J Hum Hypertens. 2017；31（10）：627-632.

136）Park KS, Kim JH, Ku EJ, Hong AR, Moon MK, Choi SH, Shin CS, Kim SW, Kim SY. Clinical risk factors of postoperative hyperkalemia after adrenalectomy in patients with aldosterone-producing adenoma. Eur J Endocrinol. 2015；172（6）：725-731.

137）Yanase T, Tajima T, Katabami T, Iwasaki Y, Tanahashi Y, Sugawara A, Hasegawa T, Mune T, Oki Y, Nakagawa Y, Miyamura N, Shimizu C, Otsuki M, Nomura M, Akehi Y, Tanabe M, Kasayama S. Diagnosis and treatment of adrenal insufficiency including adrenal crisis: a Japan Endocrine Society clinical practice guideline. Endocr J 2016；63（9）：765-784.

138）Colussi G, Catena C, Sechi LA. Catena C, Sechi LA. Spironolactone, eplerenone and the new aldosterone blockers in endocrine and primary hypertension. J Hypertens. 2013；31（1）：3-15.

139）Parthasarathy HK, Ménard J, White WB, Young WF Jr, Williams GH, Williams B, Ruilope LM, McInnes GT, Connell JM, MacDonald TM. A double-blind, randomized study comparing the antihypertensive effect of eplerenone and spironolactone in patients with hypertension and evidence of primary aldosteronism. J Hypertens. 2011；29（5）：980-990.

140）Fourkiotis V, Vonend O, Diederich S, Fischer E, Lang K, Endres S, Beuschlein F, Willenberg HS, Rump LC, Allolio B, Reincke M, Quinkler M; Mephisto Study Group. Effectiveness of eplerenone or spironolactone treatment in preserving renal function in primary aldosteronism. Eur J Endocrinol. 2013；168（1）：75-81.

141）Karashima S, Yoneda T, Kometani M, Ohe M, Mori S, Sawamura T, Furukawa K, Seta T, Yamagishi M, Takeda Y. Comparison of eplerenone and spironolactone for the treatment of primary aldosteronism. Hypertens Res. 2016；39（3）：133-137.

142）Nakamaru R, Yamamoto K, Akasaka H, Rakugi H, Kurihara I, Yoneda T, Ichijo T, Katabami T, Tsuiki M, Wada N, Yamada T, Kobayashi H, Tamura K, Ogawa Y, Kawashima J, Inagaki N, Fujita M, Oki K, Kamemura K, Tanabe A, Naruse M; JPAS/JRAS study group. Sex Differences in Renal Outcomes after Medical Treatment for Bilateral Primary Aldosteronism. Hypertension. 2021；77（2）：537-545.

143）Murata M, Kitamura T, Tamada D, Mukai K, Kurebayashi S, Yamamoto T, Hashimoto K, Hayashi RD, Kouhara H, Takeiri S, Kajimoto Y, Nakao M, Hamasaki T, Otsuki M, Shimomura I. Plasma aldosterone level within the normal range is less associated with cardiovascular and cerebrovascular risk in primary aldosteronism. J Hypertens. 2017；35（5）：1079-1085.

144）Cesari M, Letizia C, Angeli P, Sciomer S, Rosi S, Rossi GP. cardiac remodeling in patients with primary and secondary aldosteronism: A tissue doppler study. Circ, Cardiovasc Imaging. 2016；9（6）：e004815.

145）Catena C, Colussi GL, Marzano L, Sechi LA. Predictive factors of left ventricular mass changes after treatment of primary aldosteronism. Horm Metab Res. 2012；44（3）：188-193.

146）Ito Y, Takeda R, Karashima S, Yamamoto Y, Yoneda T, Takeda Y. Prevalence of primary aldosteronism among prehypertensive and stage 1 hypertensive subjects. Hypertens Res. 2011；34（1）：98-102

147）Baudrand R, Guarda FJ, Fardella C, Hundemer G, Brown J, Williams G, Vaidya A. Continuum of Renin-Independent Aldosteronism in Normotension. Hypertension. 2017；69（5）：950-956.

148）Brown JM, Robinson-Cohen C, Luque-Fernandez MA, Allison MA, Baudrand R, Ix JH, Kestenbaum B, de Boer IH, Vaidya A. The Spectrum of Subclinical Primary Aldosteronism and Incident Hypertension: A Cohort Study. Ann Intern Med. 2017；167（9）：630-641.

149）日本妊娠高血圧学会編集．妊娠高血圧症候群の診療指針2015：Best Practice Guide．メジカルビュー社．2015.

150）日本産科婦人科学会，日本産婦人科医会編集，産婦人科診療ガイドライン産科編2017．2017.

151）Landau E, Amar L. Primary aldosteronism and pregnancy. Ann Endocrinol（Paris）. 2016；77（2）：148-160.

152）Morton A. Primary aldosteronism and pregnancy. Pregnancy Hypertens. 2015；5（4）：259-262.

153）Riester A, Reincke M. Progress in primary aldosteronism: mineralocorticoid receptor antagonists and management of primary aldosteronism in pregnancy. Eur J Endocrinol. 2015；172（1）：R23-30.

154）Jansen PM, van den Born BJ, Frenkel WJ, de Bruijne EL, Deinum J, Kerstens MN, Smulders YM, Woittiez AJ, Wijbenga JA, Zietse R, Danser AH, van den Meiracker AH. Test characteristics of the aldosterone-to-renin ratio as a screening test for primary aldosteronism. J Hypertens. 2014；32（1）：115-126.

155）Ma L, Song Y, Mei M, He W, Hu J, Cheng Q, Tang Z, Luo T, Wang Y, Zhen Q, Wang Z, Qing H, He Y, Li Q, Yang S; the Chongqing Primary Aldosteronism Study（CONPASS）Group. Age-related cutoffs of plasma aldosterone/renin concentration for primary aldosteronism screening. Int J Endocrinol. 2018 Jul 16；2018：8647026.（オンライン：doi: 10.1155/2018/8647026）

156）Nakama C, Kamide K, Kawai T, Hongyo K, Ito N, Onishi M, Takeya Y, Yamamoto K, Sugimoto K, Rakugi H. The influence of aging on the diagnosis of primary aldosteronism. Hypertens Res. 2014；37（12）：1062-1067.

157）Cornu E, Steichen O, Nogueira-Silva L, Küpers E, Pagny JY, Grataloup C, Baron S, Zinzindohoue F, Plouin PF, Amar L. Suppression of aldosterone secretion after recumbent saline infusion does not exclude lateralized primary aldosteronism. Hypertension. 2016；68（4）：989-994.

158）Meng X, Li Y, Wang X, Li J, Liu Y, Yu Y. Evaluation of the saline infusion test and the captopril challenge test in chinese patients with primary aldosteronism. J Clin Endocrinol Metab. 2018；103（3）：853-860.

159）Nakamaru R, Yamamoto K, Akasaka H, Rakugi H, Kurihara I, Yoneda T, Ichijo T, Katabami T, Tsuiki M, Wada N, Yamada T, Kobayashi H, Tamura K, Ogawa Y, Kawashima J, Inagaki N, Fujita M, Watanabe M, Kamemura K, Okamura S, Tanabe A, Naruse M; JPAS/JRAS Study Group. Age-stratified comparison of clinical outcomes between medical and surgical treatments in patients with unilateral primary aldosteronism. Sci Rep. 2021；11（1）：6925.

160）Meng X, Ma WJ, Jiang XJ, Lu PP, Zhang Y, Fan P, Cai J, Zhang HM, Song L, Wu HY, Zhou XL, Lou Y. Long-term blood pressure outcomes of patients with adrenal venous sampling-proven unilateral primary aldosteronism. J Hum Hypertens. 2020；34（6）：440-447.

161）Puar TH, Loh LM, Loh WJ, Lim DST, Zhang M, Tan PT, Lee L, Swee DS, Khoo J, Tay D, Tan SY, Zhu L, Gani L, King TF, Kek PC, Foo RS. Outcomes in unilateral primary aldosteronism after surgical or medical therapy. Clin Endocrinol（Oxf）. 2021；94（2）：158-167.

162）Wu VC, Wang SM, Chang CH, Hu YH, Lin LY, Lin YH, Chueh SC, Chen L, Wu KD. Long term outcome of Aldosteronism after target treatments. Sci Rep. 2016；6：32103.

163）Wu VC, Chueh SJ, Chen L, Chang CH, Hu YH, Lin YH, Wu KD, Yang WS; TAIPAI Study Group. Risk of new-onset diabetes mellitus in primary aldosteronism: a population study over 5 years. J Hypertens. 2017；35（8）：1698-1708.

164）Mulatero P, Sechi LA, Williams TA, Lenders JWM, Reincke M, Satoh F, Januszewicz A, Naruse M, Doumas M, Veglio F, Wu VC, Widimsky J. Subtype diagnosis, treatment, complications and outcomes of primary aldosteronism and future direction of research: a position statement and consensus of the Working Group on Endocrine Hypertension of the European Society of Hypertension. J Hypertens. 2020；38（10）：1929-1936.

165）Zhou Y, Zhang M, Ke S, Liu L. Hypertension outcomes of adrenalectomy in patients with primary aldosteronism: a systematic review and meta-analysis. BMC Endocr Disord. 2017；17（1）：61.

166）Morisaki M, Kurihara I, Itoh H, Naruse M, Takeda Y, Katabami T, Ichijo T, Wada N, Yoshimoto T, Ogawa Y, Sone M, Tsuiki M, Shibata H, Kawashima J, Fujita M, Watanabe M, Matsuda Y, Kobayashi H, Suzuki T; JPAS Study Group. Predictors of clinical success after surgery for primary aldosteronism in the Japanese nationwide cohort，J Endocr Soc. 2019；3（11）：2012-2022.

167）Kitamoto T, Omura M, Suematsu S, Saito J, Nishikawa T. KCNJ5 mutation as a predictor for resolution of hypertension after surgical treatment of aldosterone-producing adenoma. J Hypertens. 2018；36（3）：619-627.

168）Utsumi T, Kamiya N, Kaga M, Endo T, Yano M, Kamijima S, Kawamura K, Imamoto T, Ichikawa T, Suzuki H. Development of novel nomograms to predict renal functional outcomes after laparoscopic adrenalectomy in patients with primary aldosteronism. World J Urol. 2017；35（10）：1577-1583.

169） Shariq OA, Bancos I, Cronin PA, Farley DR, Richards ML, Thompson GB, Young WF Jr, McKenzie TJ. Contralateral suppression of aldosterone at adrenal venous sampling predicts hyperkalemia following adrenalectomy for primary aldosteronism. Surgery. 2018；163（1）：183-190.

170） Choi M, Scholl UI, Yue P, Björklund P, Zhao B, Nelson-Williams C, Ji W, Cho Y, Patel A, Men CJ, Lolis E, Wisgerhof MV, Geller DS, Mane S, Hellman P, Westin G, Åkerström G, Wang W, Carling T, Lifton RP. K+ channel mutations in adrenal aldosterone-producing adenomas and hereditary hypertension. Science. 2011；331（6018）：768-772.

171） Murakami M, Yoshimoto T, Nakabayashi K, Nakano Y, Fukaishi T, Tsuchiya K, Minami I, Bouchi R, Okamura K, Fujii Y, Hashimoto K, Hata KI, Kihara K, Ogawa Y. Molecular characteristics of the KCNJ5 mutated aldosterone-producing adenomas. Endocr Relat Cancer. 2017；24（10）：531-541.

172） Nakano Y, Yoshimoto T, Watanabe R, Murakami M, Fukuda T, Saito K, Fujii Y, Akashi T, Tanaka T, Yamada T, Naruse M, Ogawa Y. miRNA299 involvement in CYP11B2 expression in aldosterone-producing adenoma. Eur J Endocrinol. 2019；181（1）：69-78.

173） Vilela LAP, Rassi-Cruz M, Guimaraes AG, Moises CCS, Freitas TC, Alencar NP, Petenuci J, Goldbaum TS, Maciel AAW, Pereira MAA, Silva GV, Pio-Abreu A, Zerbini MCN, Cavalcante ACBS, Carnevale FC, Pilan B, Yamauchi F, Srougi V, Tanno FY, Chambo JL, Latronico AC, Mendonca BB, Fragoso MCBV, Bortolotto LA, Drager LF, Almeida MQ. KCNJ5 somatic mutation is a predictor of hypertension remission after adrenalectomy for unilateral primary aldosteronism. J Clin Endocrinol Metab. 2019；104（10）：4695-4702.

174） Juutilainen A, Savolainen K, Romppanen J, Turpeinen U, Hämäläinen E, Kemppainen J, Moilanen L, Pulkki K. Juutilainen A, Savolainen K, Romppanen J, Turpeinen U, Hämäläinen E, Kemppainen J, Moilanen L, Pulkki K. Combination of LC-MS/MS aldosterone and automated direct renin in screening for primary aldosteronism. Clin Chim Acta. 2014；433：209-215.

175） Satoh F, Morimoto R, Ono Y, Iwakura Y, Omata K, Kudo M, Takase K, Seiji K, Sasamoto H, Honma S, Okuyama M, Yamashita K, Gomez-Sanchez CE, Rainey WE, Arai Y, Sasano H, Nakamura Y, Ito S. Measurement of peripheral plasma 18-oxocortisol can discriminate unilateral adenoma from bilateral diseases in patients with primary aldosteronism. Hypertension. 2015；65（5）：1096-1102.

176） Tezuka Y, Yamazaki Y, Kitada M, Morimoto R, Kudo M, Seiji K, Takase K, Kawasaki Y, Mitsuzuka K, Ito A, Nishikawa J, Asai N, Nakamura Y, Gomez-Sanchez CE, Ito S, Dezawa M, Sasano H, Satoh F. 18-Oxocortisol synthesis in aldosterone-producing adrenocortical adenoma and significance of KCNJ5 mutation status. Hypertension. 2019；73（9）：1283-1290.

177） Soinio M, Luukkonen AK, Seppänen M, Kemppainen J, Seppänen J, Pienimäki JP, Leijon H, Vesterinen T, Arola J, Lantto E, Helin S, Tikkanen I, Metso S, Mirtti T, Heiskanen I, Norvio L, Tiikkainen M, Tikkanen T, Sane T, Välimäki M, Gomez-Sanchez CE, Pörsti I, Nuutila P, Nevalainen PI, Matikainen N. Functional imaging with 11C-metomidate PET for subtype diagnosis in primary aldosteronism. Eur J Endocrinol. 2020；183（6）：539-550.

178） Ding J, Zhang Y, Wen J, Zhang H, Wang H, Luo Y, Pan Q, Zhu W, Wang X, Yao S, Kreissl MC, Hacker M, Tong A, Huo L, Li X. Imaging CXCR4 expression in patients with suspected primary hyperaldosteronism. Eur J Nucl Med Mol Imaging. 2020；47（11）：2656-2665.

179） Abe T, Naruse M, Young WF Jr, Kobashi N, Doi Y, Izawa A, Akama K, Okumura Y, Ikenaga M, Kimura H, Saji H, Mukai K, Matsumoto H. A novel CYP11B2-specific imaging agent for detection of unilateral subtypes of primary aldosteronism. J Clin Endocrinol Metab 2016；101（3）：1008-1015.

180） Satoh F, Morimoto R, Seiji K, Satani N, Ota H, Iwakura Y, Ono Y, Kudo M, Nezu M, Omata K, Tezuka Y, Kawasaki Y, Ishidoya S, Arai Y, Takase K, Nakamura Y, McNamara K, Sasano H, Ito S. Is there a role for segmental adrenal venous sampling and adrenal sparing surgery in patients with primary aldosteronism? Eur J Endocrinol. 2015；173（4）：465-477.

181） Williams TA, Gomez-Sanchez CE, Rainey WE, Giordano TJ, Lam AK, Marker A, Mete O, Yamazaki Y, Zerbini MCN, Beuschlein F, Satoh F, Burrello J, Schneider H, Lenders JWM, Mulatero P, Castellano I, Knösel T, Papotti M, Saeger W, Sasano H, Reincke M. International histopathology consensus for unilateral primary aldosteronism. J Clin Endocrinol Metab. 2021；106（1）：42-54.

182） Shibata H, Itoh H. Mineralocorticoid receptor-associated hypertension and its organ damage: clinical relevance for resistant hypertension. Am J Hypertens. 2012；25（5）：514-522

183） Anceschi U, Tuderti G, Fiori C, Zappalà O, Ferriero MC, Brassetti A, Carrara A, Tirone G, De Concilio B, Celia A, Porpiglia F, Simone G. Minimally Invasive Partial Versus Total Adrenalectomy for the Treatment of Primary Aldosteronism: Results of a Multicenter Series According to the PASO Criteria. Eur Urol Focus. 2020：S2405-4569（20）30189-9.

184） Simone G, Anceschi U, Tuderti G, Misuraca L, Celia A, De Concilio B, Costantini M, Stigliano A, Minisola F, Ferriero M, Guaglianone S, Gallucci M. Robot-assisted partial adrenalectomy for the treatment of conn's syndrome: surgical technique, and perioperative and functional outcomes. Eur Urol. 2019；75（5）：811-816.

185） Bouhanick B, Delchier MC, Lagarde S, Boulestreau R, Conil C, Gosse P, Rousseau H, Lepage B, Olivier P, Papadopoulos P, Trillaud H, Cremer A; ADERADHTA group. Radiofrequency ablation for adenoma in patients with primary aldosteronism and hypertension: ADERADHTA, a pilot study. J Hypertens. 2021；39（4）：759-765

186） Zhang H, Li Q, Liu X, Zhao Z, He H, Sun F, Hong Y, Zhou X, Li Y, Shen R, Bu X, Yan Z, Zheng H, Yang G, Zhu Z; Chongqing Endocrine Hypertension Collaborative Team. Adrenal artery ablation for primary aldosteronism without apparent aldosteronoma: an efficacy and safety, proof-of-principle trial. J Clin Hypertens（Greenwich）. 2020；22（9）：1618-1626.

索　引

原発性アルドステロン症
診療ガイドライン2021

ISBN978-4-7878-2529-2

2021 年 10 月 15 日　初版第 1 刷発行
2023 年 4 月 28 日　初版第 2 刷発行

監　　修	一般社団法人　日本内分泌学会
編　　集	一般社団法人　日本内分泌学会
	「原発性アルドステロン症診療ガイドライン策定と診療水準向上」委員会
発 行 者	藤実彰一
発 行 所	株式会社　診断と治療社
	〒 100-0014　東京都千代田区永田町 2-14-2　山王グランドビル 4 階
	TEL：03-3580-2750（編集）　03-3580-2770（営業）
	FAX：03-3580-2776
	E-mail：hen@shindan.co.jp（編集）
	eigyobu@shindan.co.jp（営業）
	URL：http://www.shindan.co.jp/
表紙デザイン	株式会社ジェイアイプラス
印刷・製本	日本ハイコム株式会社

© 一般社団法人　日本内分泌学会，2021. Printed in Japan.　　　　　[検印省略]
乱丁・落丁の場合はお取り替えいたします．